Hans-Jürgen Schaller/Panja Wernz

Bewegungskoordination

Erhaltung und Förderung
in der Lebensmitte

Meyer & Meyer Verlag

Die Deutsche Bibliothek – CIP Einheitsaufnahme

Schaller, Hans-Jürgen:
Bewegungskoordination / Erhaltung und Förderung in der Lebensmitte
Hans-Jürgen Schaller/Panja Wernz.
– Aachen : Meyer und Meyer, 2000
ISBN 3-89124-654-4

Alle Rechte, insbesondere das Recht der Vervielfältigung und Verbreitung sowie das Recht der Übersetzung, vorbehalten. Kein Teil des Werkes darf in irgendeiner Form – durch Fotokopie, Mikrofilm oder ein anderes Verfahren – ohne schriftliche Genehmigung des Verlages reproduziert oder unter Verwendung elektronischer Systeme verarbeitet, gespeichert, vervielfältigt oder verbreitet werden.

© 2000 by Meyer & Meyer Verlag, Aachen
Olten (CH), Wien, Oxford, Québec, Lansing/Michigan,
Findon/Adelaide, Auckland, Johannesburg, Budapest
Member of the World
Sportpublishers' Association (WSA)
Titelfoto: Minkus Foto Design Agentur, Isernhagen
Fotos und Abbildungen:
Martin Spahr (Abb. 12), Susanne Becker (Abb. 42)
Institut für Sportwissenschaft und
Sport der Universität Bonn
Umschlaggestaltung: Birgit Engelen, Stolberg
Umschlag- und Satzbelichtung, Lithos: frw, Reiner Wahlen, Aachen
Druck: Druckpunkt Offset GmbH, Bergheim
Printed in Germany
ISBN 3-89124-654-4
E-Mail: verlag@meyer-meyer-sports.com

INHALTSVERZEICHNIS

Vorwort **9**

1	**Bewegungskoordination** **11**	
1.1	Begriffliches 12	
1.2	Die gut koordinierte Bewegung 14	
2	**Koordinative Fähigkeiten** **17**	
3	**Zur Bedeutung der koordinativen Fähigkeiten**	
	im höheren Erwachsenenalter **23**	
3.1	Zur Bedeutung der koordinativen Fähigkeiten bei	
	sportlicher Betätigung 23	
3.2	Zur Bedeutung der koordinativen Fähigkeiten im Alltag 24	
4	**Zur Entwicklung der koordinativen Fähigkeiten** **27**	
5	**Erhaltung und Förderung der**	
	koordinativen Fähigkeiten **33**	
5.1	Die Rolle der Bewegungserfahrung 33	
5.2	Zur Gestaltung von Übungsprogrammen 38	
5.2.1	Geeignete Inhalte 38	
5.2.2	Geeignete Methoden 41	
5.3	Zur Diagnostik koordinativer Fähigkeiten 43	
6	**Gleichgewichtsfähigkeit** **47**	
6.1	Definition 47	
6.2	Biologische Grundlagen 47	
6.3	Die Bedeutung der Gleichgewichtsfähigkeit 49	
6.3.1	Bedeutung im Sport 49	
6.3.2	Bedeutung im Alltag 49	
6.4	Allgemeine Prinzipien zur Verbesserung	
	der Gleichgewichtsfähigkeit 50	
6.5	Praktische Übungen zur Föderung	
	der Gleichgewichtsfähigkeit 50	
6.5.1	Förderung der statischen Gleichgewichtsfähigkeit 50	

6.5.2	Förderung der dynamischen Gleichgewichtsfähigkeit	53
6.5.3	Förderung der Objektgleichgewichtsfähigkeit	58
6.6	Diagnostik der Gleichgewichtsfähigkeit	60
6.6.1	„Einbeiniges Schwebestehen"	60
6.6.2	„Modifizierter Rombergtest"	61
6.6.3	„Schwebegehen"	62
6.6.4	„Zonengehen"	64
6.6.5	„Ballbalancieren mit der Hand"	65
6.6.6	„Stabbalanciertest"	66
7	**Antizipationsfähigkeit**	**67**
7.1	Definition	67
7.2	Biologische Grundlagen	67
7.3	Die Bedeutung der Antizipationsfähigkeit	67
7.3.1	Bedeutung im Sport	69
7.3.2	Bedeutung im Alltag	69
7.4	Allgemeine Prinzipien zur Verbesserung der Antizipationsfähigkeit	70
7.5	Praktische Übungen zur Förderung der Antizipationsfähigkeit	70
7.6	Diagnostik der Antizipationsfähigkeit	75
7.6.1	„Ballfangtest"	75
7.6.2	„Pendelzielwurf"	76
8	**Kinästhetische Differenzierungsfähigkeit**	**79**
8.1	Definition	79
8.2	Biologische Grundlagen	79
8.3	Die Bedeutung der kinästhetischen Differenzierungsfähigkeit	80
8.3.1	Bedeutung im Sport	80
8.3.2	Bedeutung im Alltag	80
8.4	Allgemeine Prinzipien zur Verbesserung der kinästhetischen Differenzierungsfähigkeit	81
8.5	Praktische Übungen zur Schulung der kinästhetischen Differenzierungsfähigkeit	81
8.6	Diagnostik der kinästhetischen Differenzierungsfähigkeit	90
8.6.1	„Ballzielwurftest"	90
8.6.2	„Wurf auf eine horizontale Zielscheibe"	91
8.6.3	„Genaues Ballrollen mit der Hand"	92

9	**Kopplungsfähigkeit**	**95**
9.1	Definition	95
9.2	Biologische Grundlagen	95
9.3	Die Bedeutung der Kopplungsfähigkeit	96
9.3.1	Bedeutung im Sport	96
9.3.2	Bedeutung im Alltag	96
9.4	Allgemeine Prinzipien zur Verbesserung der Kopplungsfähigkeit	97
9.5	Praktische Übungen zur Schulung der Kopplungsfähigkeit	98
9.6	Diagnostik der Kopplungsfähigkeit	103
9.6.1	„Seitliches Umsetzen"	103
9.6.2	„Ballführtest"	104
9.6.3	„Wurf gegen die Wand"	105
10	**Orientierungsfähigkeit**	**107**
10.1	Definition	107
10.2	Biologische Grundlagen	107
10.3	Die Bedeutung der Orientierungsfähigkeit	108
10.3.1	Bedeutung im Sport	108
10.3.2	Bedeutung im Alltag	108
10.4	Allgemeine Prinzipien zur Verbesserung der Orientierungsfähigkeit	109
10.5	Praktische Übungen zur Schulung der Orientierungsfähigkeit	109
10.6	Diagnostik der Orientierungsfähigkeit	117
10.6.1	„Medizinball-Pendellauf"	117
10.6.2	„Ball durch die Beine an die Wand"	119
11	**Reaktionsfähigkeit**	**121**
11.1	Definition	121
11.2	Biologische Grundlagen	121
11.3	Die Bedeutung der Reaktionsfähigkeit	122
11.3.1	Bedeutung im Sport	122
11.3.2	Bedeutung im Alltag	122
11.4	Allgemeine Prinzipien zur Verbesserung der Reaktionsfähigkeit	124
11.5	Praktische Übungen und Spielformen zur Schulung der Reaktionsfähigkeit	124

11.6	Diagnostik der Reaktionsfähigkeit	133
11.6.1	„Komplexer Reaktionstest"	133
11.6.2	„Stabfassen"	134

12	**Rhythmusfähigkeit**	**137**
12.1	Definition	137
12.2	Biologische Grundlagen	137
12.3	Die Bedeutung der Rhythmusfähigkeit	137
12.3.1	Bedeutung im Sport	138
12.3.2	Bedeutung im Alltag	138
12.4	Allgemeine Prinzipien zur Verbesserung der Rhythmusfähigkeit	138
12.5	Praktische Übungen zur Schulung der Rhythmusfähigkeit	139
12.6	Diagnostik der Rhythmusfähigkeit	146
12.6.1	„Rhythmuswechseltest aus der ROS (Rostock-Oseretzky-Skala)"	146
12.6.2	„Rhythmustest"	148

13	**Umstellungsfähigkeit**	**149**
13.1	Definition	149
13.2	Biologische Grundlagen	149
13.3	Die Bedeutung der Umstellungsfähigkeit	149
13.3.1	Bedeutung im Sport	151
13.3.2	Bedeutung im Alltag	151
13.4	Allgemeine Prinzipien zur Verbesserung der Umstellungsfähigkeit	151
13.5	Praktische Übungen zur Schulung der Umstellungsfähigkeit	152
13.6	Diagnostik der Umstellungsfähigkeit	157
13.6.1	„An der Wand entlang"	157
13.6.2	„Ball umgreifen"	158
13.6.3	„Pappröhrentest"	159

14	**Empfehlenswerte Medien**	**161**
	Literatur	**165**

Vorwort

Das vorliegende Buch bringt zwei Themen zusammen, die beide von der Sportwissenschaft und der Sportpraxis lange Zeit vernachlässigt worden sind: Die *sportliche Betätigung im fortgeschrittenen Lebensalter* – auch als „Alterssport", „Seniorensport", „Seniorenturnen" oder „Bewegung, Spiel und Sport im Alter" bezeichnet – und die *Bewegungskoordination*. Beide Komplexe erlangen erst in jüngster Zeit mehr Aufmerksamkeit.

So gilt – nicht zuletzt im Zusammenhang des demografischen Umbruchs – den Bewegungsaktivitäten älterer Menschen ein zunehmendes Interesse, ohne dass es bisher zu einer hinreichenden Klarheit über Ziele, Inhalte und Methoden entsprechender Bewegungsprogramme gekommen ist.

Dass die Erhaltung der Bewegungskoordination zu den zentralen Bestandteilen künftiger Alterssportkonzepte gehören muss, liegt angesichts der großen Bedeutung, den dieser Bereich der menschlichen Motorik hat, auf der Hand: Die Sicherung von Lebensqualität und Selbstständigkeit im Alternsprozess steht mit ihr in direktem und ursächlichem Zusammenhang.

Während im Hinblick auf die Förderung der konditionellen Fähigkeiten, wie Ausdauer und Kraft im höheren Lebensalter, zwar noch immer einige ungelöste Probleme existieren, die Gesetzmäßigkeiten ihrer Trainierbarkeit im Großen und Ganzen aber hinlänglich bekannt sind, wurden gleich lautende Fragen für die Förderung der Bewegungskoordination bislang nur für Kindheit und Jugend einigermaßen bearbeitet. Das Buch „Bewegungskoordination – Erhaltung und Förderung in der Lebensmitte", das sich insbesondere an Übungsleiter und Trainer im Erwachsenen- und Seniorenfreizeitsport, aber auch an aktive Seniorinnen und Senioren selbst wendet, möchte dazu beitragen, die verbliebene Lücke zu schließen.

Zu danken haben die Autoren Dr. Hannelore Oschütz für die kritische Lektüre des Manuskripts und fachkundige Formulierungshilfen.

Ein weiterer Dank gilt Ursula Schaller für erwiesene Koordinationsfähigkeit und Engelsgeduld bei den Fototerminen sowie Susanne Becker für ihre Mitarbeit bei der Erstellung des Textes und der Aufnahmen.

Bei der Umsetzung der Rechtschreibreform hat der Verlag Meyer & Meyer entscheidend mitgeholfen. Auch dafür danken die Verfasser.

Bonn, im Januar 2000

Hans-Jürgen Schaller   *Panja Wernz*

BEWEGUNGSKOORDINATION

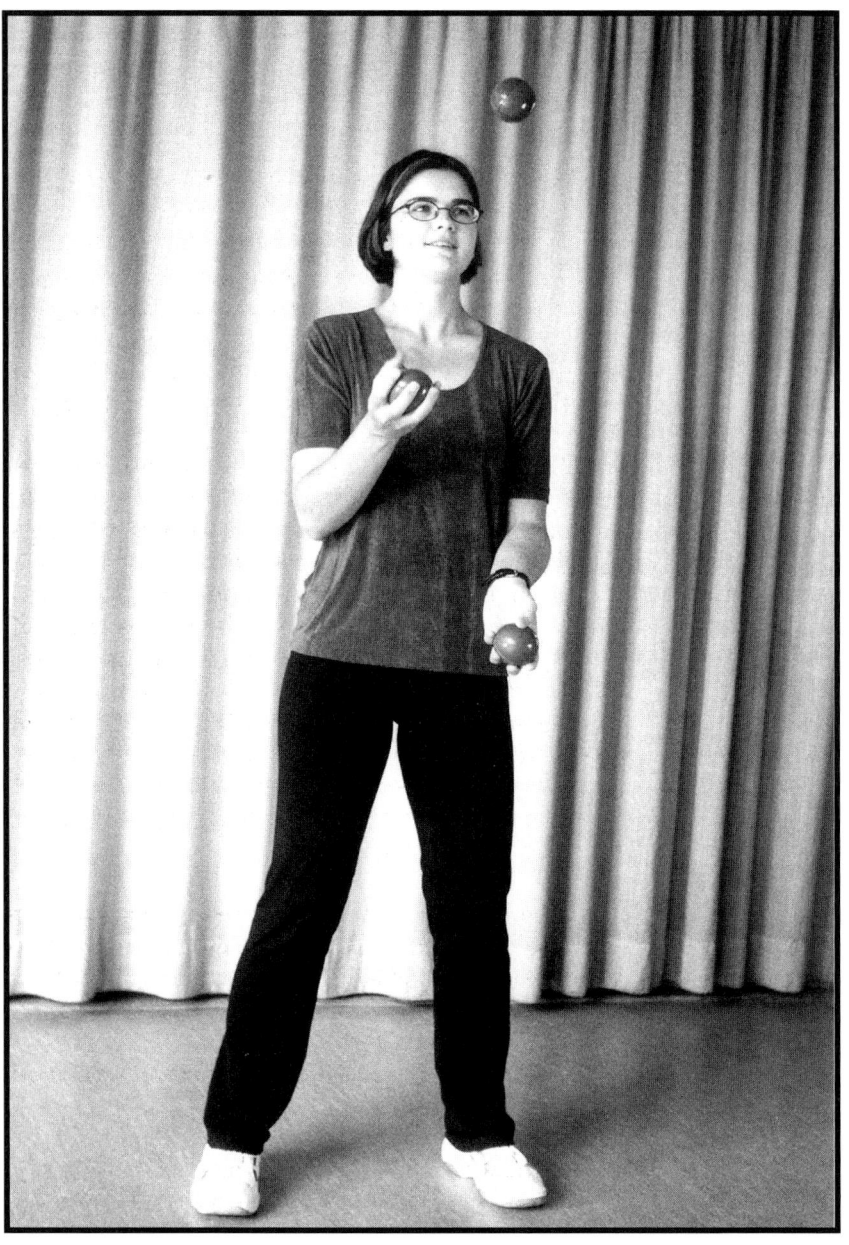

10

1 Bewegungskoordination

Ein Beispiel vorab!

Wer einmal versucht, auf einem Bein zu stehen und mit dem freien Bein einen Kreis zu beschreiben, wird mit der Ausführung dieser Bewegung kaum größere Schwierigkeiten haben. Noch leichter fällt es wahrscheinlich, einen Arm auf und ab zu bewegen. Sollen wir aber beide Bewegungen zur gleichen Zeit und über Kreuz ausführen, dann stellen wir rasch fest, dass uns die Bewältigung dieser Doppelaufgabe nicht auf Anhieb gelingt. Unversehens verursacht die Kopplung beider Teilbewegungen erhebliche Probleme. Wir müssten wohl längere Zeit üben, bis wir dieses Kunststück anderen vorführen könnten und dies, obwohl es uns an Kraft, Beweglichkeit und Ausdauer keineswegs mangelt.

Mit diesem kleinen Versuch haben wir uns auf ein Feld begeben, das man als Bewegungskoordination bezeichnet. Im Alltag werden uns Probleme bei der Bewegungskoordination kaum einmal bewusst. Weil wir es gewöhnt sind, Alltagshandlungen, Bewegungen „des täglichen Bedarfs", wie Treppensteigen, Zähneputzen, essen und trinken routinemäßig und stereotyp auszuführen, merken wir von den damit einhergehenden und zum Teil sehr komplizierten inneren Vorgängen so gut wie nichts. Irritationen ergeben sich erst, wenn uns abverlangt wird, gewohnte Bewegungen unter ungewohnten oder neuen Bedingungen auszuführen. Dies ist z.B. dann der Fall, wenn wir uns als Verkehrsteilnehmer in England auf den dort praktizierten Linksverkehr einstellen müssen. Wie im ersten Beispiel werden wir zunächst allerlei Misserfolge erleben, bis wir uns schließlich, nach einiger Übung, an die neue Situation angepasst haben.

Ähnliches erleben auch Menschen, die z.B. wegen einer mit Bettruhe verbundenen Krankheit zu *längerer Passivität* verurteilt waren. Vorher problemlose Handlungen bereiten plötzlich erhebliche Schwierigkeiten, die nicht allein mit einem Verlust an Kraft zu erklären sind.

In besonderer Weise treten Koordinationsprobleme auf, wenn schwierige, z.B. sportliche Bewegungen erst einmal *neu erlernt* werden sollen. Wer z.B. beobachtet, wie sich kleine Kinder abmühen, um das Rad fahren zu erlernen, wer zusieht, wie oft Skianfänger zu Fall kommen, bis die erste sturzfreie Abfahrt gelingt, wer verfolgt, wie sich Anfänger beim Schlittschuhlaufen anstellen, um ohne Hilfe eine kleine Strecke auf dem Eis zu gleiten, der kann ermessen, wie schwer es sein kann, neue Bewegungen richtig zu koordinieren.

Schließlich stoßen wir auch an Grenzen der Bewegungskoordination, wenn wir *älter* werden. Was uns früher „leicht von der Hand ging", das dauert jetzt auf einmal viel länger oder es misslingt nicht selten ganz.

Probleme mit der Bewegungskoordination treten demnach vor allem auf

- während motorischer Lernprozesse.
- bei der Ausführung von Bewegungen unter ungewohnten oder neuen Bedingungen.
- nach längerer Passivität .
- als Folge des biologischen Alternsprozesses.

1.1 Begriffliches

Mit dem Terminus *„Bewegungskoordination"* werden alle Prozesse bezeichnet, die der Regulation von ziel- und zweckgerichteten Bewegungen dienen.

Demzufolge ist *Bewegungskoordination* „die Abstimmung aller Teilprozesse des motorischen Aktes im Hinblick auf das Ziel, auf den Zweck, der durch den Bewegungsvollzug als Handlungsbestandteil erreicht werden soll" (MEINEL/SCHNABEL 1987, 54).

Der koordinative Prozess bildet ein komplexes System von *Informationsaufnahme* (Wahrnehmung), *Informationsverarbeitung* (einschließlich kognitiver Prozesse), *Informationsspeicherung* (Gedächtnis, Erfahrung) und *Informationsabgabe* (Bewegungssteuerung) auf verschiedenen, miteinander vernetzten Ebenen (SCHNABEL/HARRE/BORDE 1997, 67). Als biologisches Substrat gilt das geordnete Zusammenwirken von *sensorischem System* (Sinnesorgane), *Nervensystem* und *Skelettmuskulatur* innerhalb eines ziel- und zweckgerichteten Bewegungsaktes im Zusammenspiel mit der Umwelt.

Mit SCHNABEL/HARRE/BORDE (1997, 56) ist darauf hinzuweisen, dass sich *Bewegungskoordination* auf einen „zweiten" biologischen Grundmechanismus bezieht, der sich von dem „ersten", durch sportliche Betätigung möglichen Prozess *morphologisch-funktioneller* Veränderungen im Organismus unterscheidet: Während sich etwa Ausdauer und Kraft über morphologisch-funktionelle Anpassung (Adaptation) verbessern lassen, lässt sich die Verbesserung der Bewegungskoordination als „Verbesserung der Informationsorganisation" bezeichnen.

Beide „Mechanismen" führen über entsprechende körperliche Beanspruchung zu mehr oder weniger dauerhaften Veränderungen. Allerdings unterscheiden sich beide Prozesse hinsichtlich des zugrunde liegenden biologischen Geschehens: Während morphologisch-funktionelle Verbesserung vorzugsweise über die so genannte „Superkompensation" geschieht und im Wesentlichen als energetisch interpretierbarer, reaktiver Prozess verläuft, trägt der Prozess der Verbesserung der Informationsorganisation in hohem Maße auch aktive Züge (SCHNABEL/HARRE/BORDE 1997, 56), die vom Begriff „Anpassung" nicht mehr zur Gänze abgedeckt werden (vgl. KIRCHNER/SCHALLER 1996, 43).

Wenn es auch nur sehr bedingt möglich ist, biologische Prozesse mit mechanischen Modellen zu vergleichen, so soll doch das Beispiel eines *Verbrennungsmotors* bemüht werden, um den Unterschied zu verdeutlichen: Ein Automotor verfügt über einen „energetischen" Teil, in dem unter anderem mit Hilfe des Brennstoff-Luft-Gemisches die Kolben in den Zylindern bewegt werden und einen „koordinativen" Teil, der mittels elektrischer Energie für die geordneten Abläufe (Verteilung) der Zündvorgänge sorgt. Beide Teilsysteme müssen in optimaler Abstimmung aufeinander funktionieren, damit der Motor rund und ökonomisch läuft und effektiv die Kraft entwickelt, die das Fahrzeug, gelenkt von einem intelligenten Fahrer, sicher zum Ziel bringt.

Diesem Umstand Rechnung tragend, macht es durchaus Sinn, immer dann von *„Trainieren"* zu sprechen, wenn auf dem Wege der Superkompensation morphologische Anpassungsprozesse beabsichtigt sind, wenn also in erster Linie die Verbesserung konditioneller Fähigkeiten wie Kraft, Ausdauer (und Beweglichkeit) angestrebt wird (KURZ 1978, 131-132).

Steht stattdessen die Verbesserung der Bewegungskoordination im Vordergrund, so bietet es sich zur Markierung des Unterschiedes an, die dazu eingesetzten Aktivitäten als *„Üben"* zu bezeichnen (KIRCHNER/SCHALLER 1996). Alltagssprachlich wird man freilich auch dann „Trainieren" sagen, wenn man die Verbesserung der Bewegungskoordination im Auge hat.

Selbstverständlich laufen beide „Mechanismen" – Trainieren und Üben – nicht unabhängig voneinander ab. Es bestehen Wechselwirkungen in Richtung einer gegenseitigen Beförderung, aber auch einer gegenseitigen Behinderung. So profitiert z.b. das Üben der Gleichgewichtsfähigkeit von einer gut trainierten Muskulatur. Andererseits können bestimmte Formen des Krafttrainings die Schulung der Bewegungskoordination negativ beeinflussen.

Bei der Gestaltung von Übungsprogrammen zur Erhaltung und Förderung der Bewegungskoordination muss dieser zwiespältige Sachverhalt stets im Auge behalten werden.

1.2 Die gut koordinierte Bewegung

Da es – wie ausgeführt – innere Vorgänge sind, die über die Bewegungsqualität entscheiden, hängt das Gelingen einer Bewegung ab vom geordneten Zusammenwirken der an der erforderlichen Koordination beteiligten internen Faktoren und Prozesse. Wie gut das Zusammenspiel funktioniert, wird zunächst vom Entwicklungsstand und vom Niveau der motorischen Fähigkeiten und Fertigkeiten des Individuums beeinflusst. Beteiligt sind jedoch in jedem Falle die folgenden Teilbereiche (nach MECHLING 1992, 82-83):

- Orientierende und motivierende Informationsaufnahme und -selektion aus der Umwelt (Wahrnehmung, Beobachtung).
- Programmierung der Bewegung (Bewegungsentwurf) und mentale Vorwegnahme des Ereignisses (im Zusammenhang mit dem motorischen Gedächtnis).
- Steuerimpulse an die Muskulatur.
- Bewegungsausführung durch die Bewegungsorgane.
- Ständige Rückmeldungen über den Verlauf der Bewegung.
- Soll-Istwert-Vergleich.
- Gegebenenfalls angemessene Korrekturimpulse.

Bestehen auch nur an einer Stelle dieses ineinander greifenden, komplexen Gefüges Defizite oder Hemmnisse, z.B. durch fehlende Bewegungserfahrung oder durch Wahrnehmungsschwächen, dann kann es zunächst nicht zu geglückten, gut koordinierten Bewegungen kommen.

Äußerlich ist eine gut koordinierte Bewegung daran zu erkennen, dass ihre einzelnen Phasen im Hinblick auf das Ziel der Bewegung sinnvoll ineinander greifen, dass die Teilbewegungen des Körpers in der jeweils erforderlichen

Weise gekoppelt sind und die Bewegungen den für sie typischen, unverwechselbaren Rhythmus zeigen. Auch müssen die Aktionen im richtigen Tempo und mit dem angemessenen Krafteinsatz ausgeführt werden. Schließlich muss der Umfang der Bewegung stimmen und die Bewegung muss präzise, d.h. treff- und zielgenau sowie fließend-kontinuierlich ablaufen (MEINEL/SCHNABEL 1987, 170).

Schon dem ungeschulten Betrachter erscheinen gut koordinierte Bewegungen als harmonisch, rhythmisch, beherrscht, rund und anmutig sowie als den gegebenen Umständen angepasst. Mängel an (externer) Bewegungsqualität lassen Bewegungen als eckig, disharmonisch, schlaff, steif, unrhythmisch, unzweckmäßig, unsicher und als den jeweiligen situativen Gegebenheiten unangemessen – stereotyp – erscheinen.

Ihre Ursachen können diese Defizite an verschiedenen Stellen des beschriebenen, komplexen internen Koordinationssystems haben. Nicht selten ist es schwer, die jeweils vorliegenden Gründe zu erkennen. Dies behindert in der Praxis eine zielsichere Intervention.

BEWEGUNGSKOORDINATION

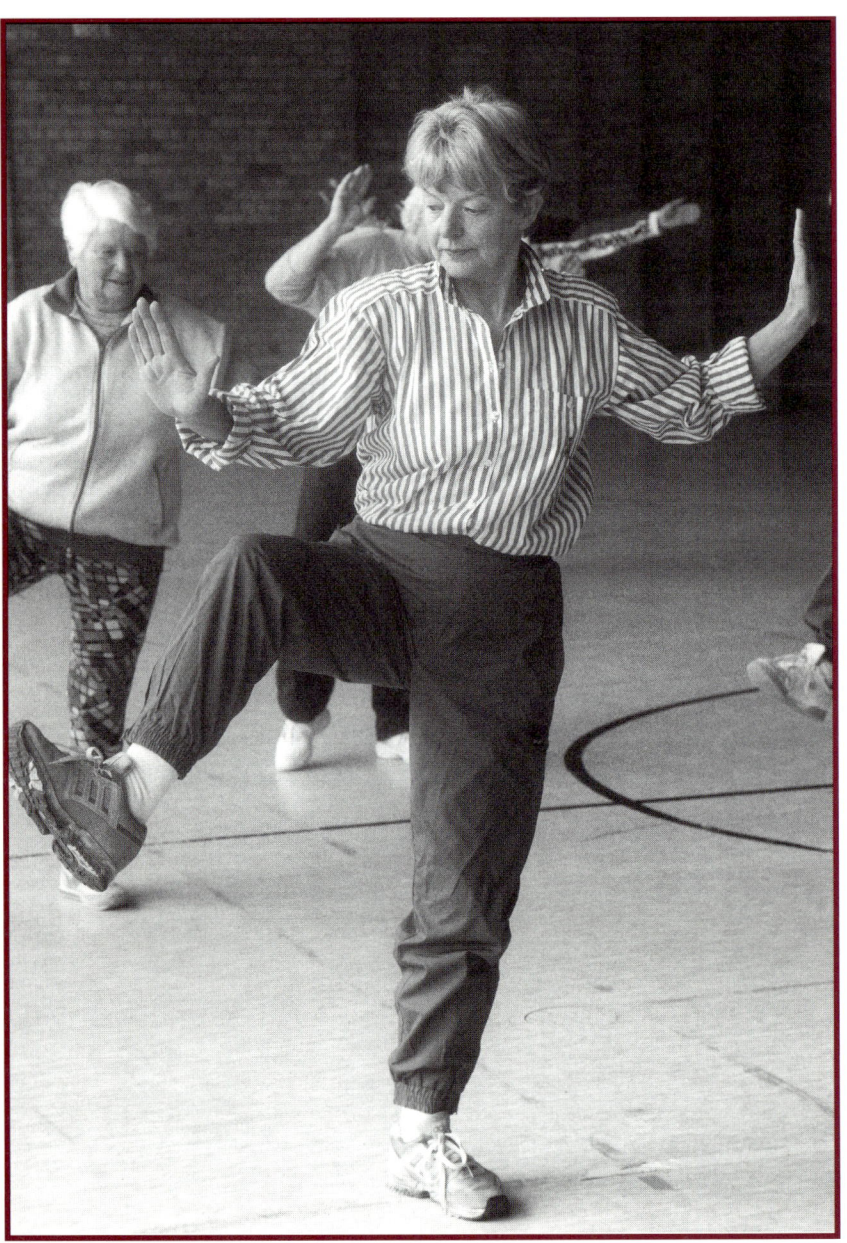

2 Koordinative Fähigkeiten

Die zunehmende wissenschaftliche Beschäftigung mit Fragen der Bewegungskoordination hat dazu geführt, dass *„koordinative Fähigkeiten"* inzwischen als ein eigener Komplex der menschlichen Motorik angesehen werden, der sich sowohl von den *motorischen Fertigkeiten* als auch von den *konditionellen Fähigkeiten* abgrenzen lässt. Zwar gibt es deutliche Beziehungen zwischen diesen drei Komponenten der körperlichen Leistungsfähigkeit, wie auch zu anderen, insbesondere psychischen Leistungsmerkmalen. Die relative Eigenständigkeit der koordinativen Fähigkeiten wird aber unter anderem dadurch bestätigt, dass zu ihrer Erhaltung und Förderung *spezielle Maßnahmen* erforderlich und möglich sind.

Von SCHNABEL/HARRE/BORDE (1997, 115) wird folgende Definition übernommen:

> Bei den *koordinativen Fähigkeiten* handelt es sich um „eine Klasse motorischer Fähigkeiten, die vorrangig durch die Prozesse der Bewegungsregulation bedingt sind und relativ verfestigte und generalisierte Verlaufsqualitäten dieser Prozesse darstellen".

Das Merkmal der *„relativen Verfestigung"* verweist auf die Genese der koordinativen Fähigkeiten als nicht bloß kurzfristiger, flüchtiger Persönlichkeitsmerkmale. Zugleich schränkt es die zu erzielende zeitliche Dauer dieser „Stabilität" aber auch wieder ein, indem es bereits bei deren Definition auf die Vergänglichkeit der koordinativen Fähigkeiten aufmerksam macht.

Die Tatsache, dass koordinative Fähigkeiten *„generalisiert"* sind, lässt sich mit HIRTZ (1985, 13) am Beispiel der Fähigkeit, das Gleichgewicht zu halten oder wiederherzustellen veranschaulichen: Obwohl es sich beim Turnen auf dem Schwebebalken, bei der Standwaage, beim Rad fahren, beim Skilaufen oder beim Klettern um ganz unterschiedliche Bewegungssituationen handelt, werden in all diesen Fällen ähnliche Anforderungen an die Bewegungskoordination gestellt. Diese und viele weitere Bewegungshandlungen profitieren von einer gut entwickelten, verallgemeinerten, für eine ganze Reihe von Bewegungshandlungen relevanten, eben *„generalisierten"* Gleichgewichtsfähigkeit als einer wesentlichen koordinativen Fähigkeit.

Eine allgemein anerkannte Systematik koordinativer Fähigkeiten steht bis heute aus. Stattdessen liegen mehr oder weniger voneinander abweichende, mehr oder weniger schlüssige, mehr oder weniger theoretisch und empirisch fundierte Versuche vor, den Komplex der koordinativen Fähigkeiten zu strukturieren.

Lange Zeit kannte man nur eine koordinative Fähigkeit, die *Gewandtheit*, als die Fähigkeit, eine motorische Aufgabe schnell und zweckmäßig zu lösen. Allerdings klang schon bei der Beschreibung dieser sportlichen Leistungskomponente, z.B. durch HARRE (1971), an, dass Gewandtheit vorläufig nur als Sammelbezeichnung für einen Komplex unterschiedlicher Fähigkeiten anzusehen war, die Einfluss auf die Bewegungsregulation nehmen. Gleiches gilt für den Begriff „Geschicklichkeit", welcher vor allem zur Kennzeichnung gut koordinierter *feinmotorischer* Aufgabenlösungen eingeführt wurde.

Eine solche undifferenzierte Sichtweise des Komplexes der koordinativen Fähigkeiten, ebenso wie seine in der medizinischen Literatur anzutreffende pauschale Behandlung unter der Bezeichnung „Koordination" (z.B. HOLLMANN 1999, 10), erweist sich inzwischen aber als theoretisch unzureichend und praktisch insbesondere dann als hinderlich, wenn es um die Erstellung von Übungsprogrammen zur Entwicklung, Erhaltung und Förderung der komplexen Koordinationsfähigkeit geht.

Wird nämlich nicht ausreichend bedacht, dass die *„Koordinationsfähigkeit"* mehrdimensional strukturiert ist, dann werden bei der Entwicklung von Übungsvorschlägen leicht wichtige Aspekte übersehen und einseitige, auf eine oder nur wenige koordinative Fähigkeiten abgestellte Übungen propagiert. Von solchen Übungsanregungen profitieren die Übenden dann weniger, als es bei einer hinreichenden Differenzierung eigentlich möglich wäre.

Wenngleich sich die Tatsache, dass eine allgemein akzeptierte Systematik koordinativer Fähigkeiten bis heute nicht vorliegt, für das Anliegen einer breitensportlich und alltagsorientierten Förderung und Erhaltung koordinativer Fähigkeiten als weniger erheblich darstellt, soll auf vier unterschiedliche Konzepte, welche die Komplexität der Koordinationsfähigkeit benennen, verwiesen werden.

Ein von RIEDER (1987) stammendes offenes Schema koordinativer Fähigkeiten ist in Abb. 1 wiedergegeben.

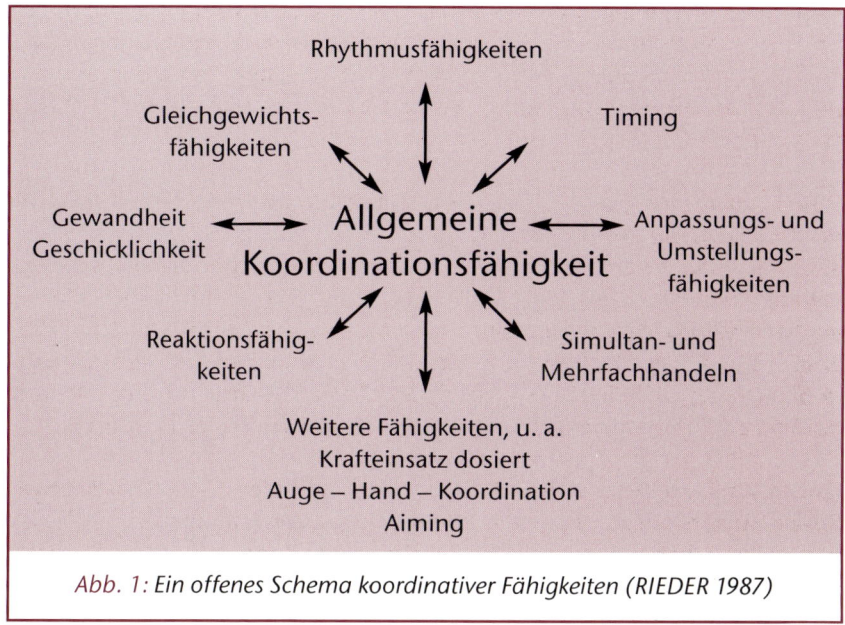

Abb. 1: Ein offenes Schema koordinativer Fähigkeiten (RIEDER 1987)

Der Ansatz von BLUME (1979, 187-194) unterscheidet, ausgehend von charakteristischen Merkmalen der einzelnen Sportarten, sieben koordinative Fähigkeiten, welche für alle Bereiche des Sports von Bedeutung sind:

- Kopplungsfähigkeit
- Orientierungsfähigkeit
- Differenzierungsfähigkeit
- Gleichgewichtsfähigkeit
- Reaktionsfähigkeit
- Umstellungsfähigkeit
- Rhythmisierungsfähigkeit.

Nach ZIMMERMANNs (1987, 258) Konzept, das den Vorschlag BLUMEs aufgreift, stellt sich die Koordinationsfähigkeit als ein horizontal und vertikal strukturiertes Gefüge dar, demzufolge sich elementare Fähigkeiten von komplexen Fähigkeiten herleiten lassen bzw. auf diese verweisen (Abb. 2, siehe S. 20).

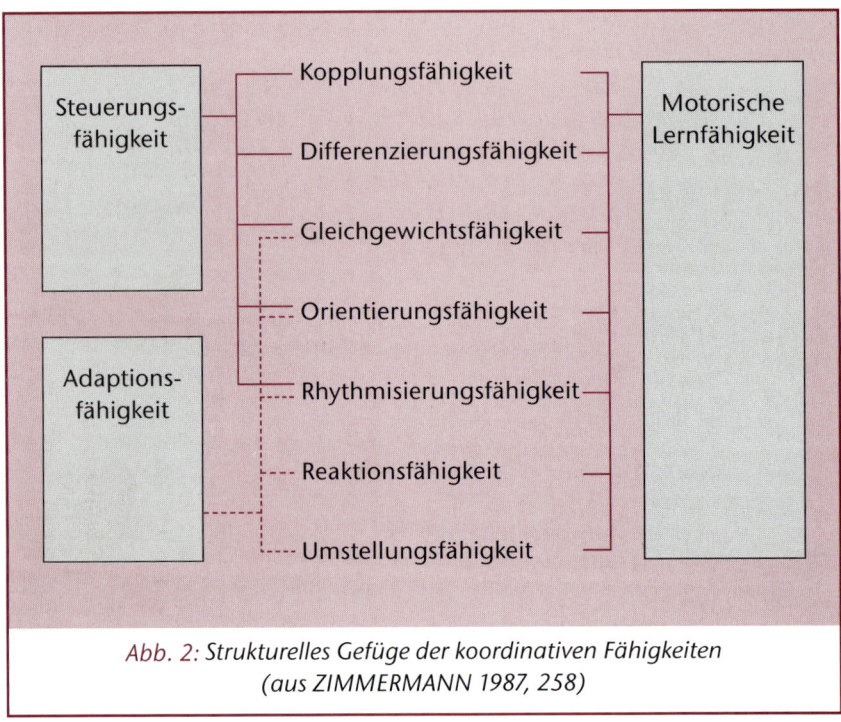

Abb. 2: Strukturelles Gefüge der koordinativen Fähigkeiten (aus ZIMMERMANN 1987, 258)

Acht „bedeutsame, psychomotorisch-koordinative Fähigkeiten" sieht LOOSCH (1999, 223) als für die Praxis des Sports besonders bedeutsam an:

- Kinästhetisch-propriozeptive Differenzierungsfähigkeit
- Reaktionsfähigkeit
- Gleichgewichtsfähigkeit
- Rhythmusfähigkeit
- Antizipationsfähigkeit
- Räumliche Orientierungsfähigkeit
- Wahrnehmungs- und Beobachtungsfähigkeit
- Soziomotorische Kooperationsfähigkeit.

Die vier Beispiele machen deutlich, dass zwar hinsichtlich der Anzahl und Bezeichnungen der koordinativen Fähigkeiten keine abschließende Übereinstimmung besteht, dass sich aber aus den unterschiedlichen Konzepten ein Kern von koordinativen Fähigkeiten herauslesen lässt, der offenbar von hoher Akzeptanz ist.

KOORDINATIVE FÄHIGKEITEN

Im Sinne der Vereinfachung und Verdichtung des komplexen Gefüges koordinativer Fähigkeiten spricht vieles dafür, bei der Entwicklung von Übungsprogrammen auf diesen Kern zurückzugreifen und ihn im Sinn eines *Arbeitsmodells* zu verwenden, welches praktisch umsetzbar ist, d.h., welches vor allem die gute Ableitung von differenzierten Übungsformen und diagnostischen Verfahren ermöglicht (ZIMMERMANN 1987, 247-248). Das im vorliegenden Buch verwendete Arbeitskonzept (Kapitel 6-13) schließt an entsprechende Vorschläge in der Fachliteratur an.

> **Im Sinne eines Arbeitsmodells zur Entwicklung von Übungsprogrammen werden als wesentliche koordinative Fähigkeiten hervorgehoben:**
>
> - Gleichgewichtsfähigkeit
> - Antizipationsfähigkeit
> - Kinästhetische Differenzierungsfähigkeit
> - Kopplungsfähigkeit
> - Orientierungsfähigkeit
> - Reaktionsfähigkeit
> - Rhythmusfähigkeit
> - Umstellungsfähigkeit.

Die Einteilung stellt eine idealtypische Differenzierung dar: Bei jeder dieser koordinativen Fähigkeiten handelt es sich um ein relativ komplexes Gebilde, welches kaum einmal in reiner Form, sondern meist in charakteristischen Verknüpfungen in Erscheinung tritt. Virulent werden koordinative Fähigkeiten, je nach Kompliziertheit der Bewegungshandlung einzeln oder in unterschiedlichen Konstellationen gebündelt, an der Nahtstelle von Potenzialen des Individuums und spezifischen Anforderungen der Umwelt. Das bedeutet, koordinative Fähigkeiten werden dem Individuum bei der Lösung spezifischer motorischer Handlungen abverlangt, wie sie sich auch bei spezifischen motorischen Handlungen entwickeln und stabilisieren. Banal gewendet: Zum Rad fahren ist eine gut entwickelte Gleichgewichtsfähigkeit erforderlich, durch Rad fahren entwickelt und verbessert sich auch die Gleichgewichtsfähigkeit weiter.

Es ist wahrscheinlich, dass sich jede der koordinativen Fähigkeiten schwerpunktmäßig auf eines oder mehrere biologische Teilsysteme stützt. Das macht u.a. die Plausibilität der Unterscheidung verschiedener koordinativer Fähigkeiten aus. In den einzelnen Kapiteln 6-13 wird in knapper Form auf die biologische Korrespondenz verwiesen.

BEWEGUNGSKOORDINATION

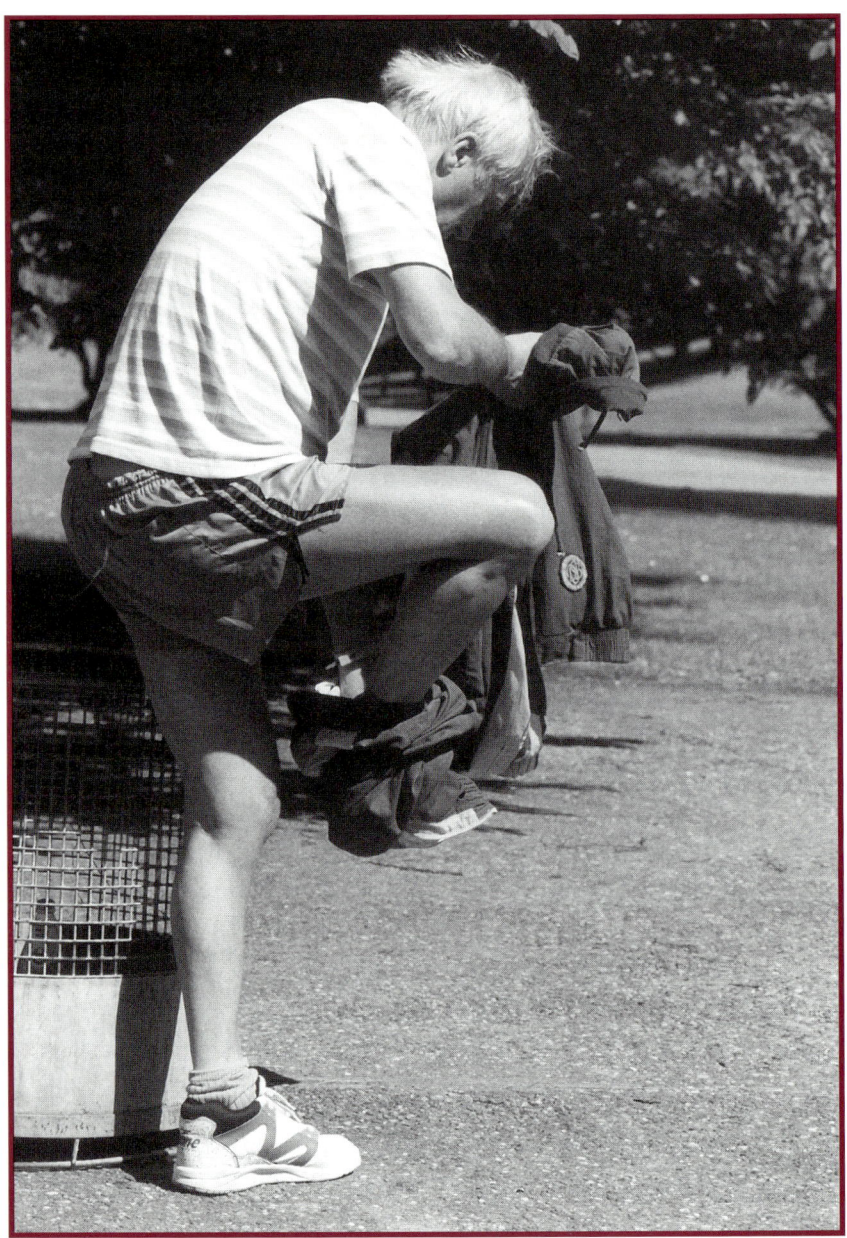

3 Zur Bedeutung der koordinativen Fähigkeiten im höheren Erwachsenenalter

Aufgrund ihres Allgemeinheitscharakters stellen koordinative Fähigkeiten eine wichtige Voraussetzung sowohl für das Gelingen sportlicher als auch alltagsrelevanter Bewegungshandlungen dar.

Im Sport sind gut entwickelte koordinative Fähigkeiten ein herausragendes Glied der Leistungsfähigkeit. Ohne sie lässt sich in keiner Sportart ein überdurchschnittliches Niveau erreichen.

Mit zunehmendem Lebensalter machen sich Schwächen und Ausfälle im koordinativen Leistungsbereich auch im Alltag mehr und mehr störend bemerkbar. Dies kann so weit gehen, dass die Lebensqualität erheblich gemindert wird.

3.1 Zur Bedeutung koordinativer Fähigkeiten bei sportlicher Betätigung

Bei sportlicher Betätigung hängt das Gelingen sportlicher Übungen, die Güte der Bewegungsausführung und damit auch die Freude an sportlichen Aktivitäten und am Erfolg des Übens und Trainierens in vielfacher Weise vom Niveau der koordinativen Fähigkeiten der Sporttreibenden ab.

Die Bedeutung der koordinativen Fähigkeiten für das Erlernen von neuen Bewegungsfertigkeiten, vor allem in solchen Sportarten, in denen hohe Anforderungen an die Bewegungskoordination gestellt werden, ist früh erkannt worden (HARRE 1971, 184).

Aber nicht bloß den Neuerwerb sportlicher Fertigkeiten fördern die koordinativen Fähigkeiten; gut ausgeprägte koordinative Fähigkeiten sichern auch deren jeweils situationsangepasste Anwendung.

Es kommt hinzu, dass durch gute Koordinationsfähigkeit die Umsetzung und Ökonomisierung der konditionellen Fähigkeiten (Kraft, Ausdauer, Schnelligkeit) begünstigt wird.

In unterschiedlicher Weise profitieren sowohl Sprintleistungen als auch Schnellkraftdisziplinen, Ausdauersportarten, Kampfsportarten, Gymnastik und tänzerische Sportarten sowie Spiele von gut ausgebildeten koordinativen Fähigkeiten. Bei den von älteren Menschen vor allem im Freizeitsport bevorzugt betriebenen Sportformen sichern koordinative Fähigkeiten in den *Ausdauersportarten* die Effektivität und Ökonomie der Bewegungen über eine längere Zeitdauer und vermögen so die Ermüdungsgrenze hinauszuschieben. In den *Spielsportarten* machen koordinative Fähigkeiten ein wichtiges Element der Spielfähigkeit aus. Sie beeinflussen die Ausführung technisch-taktischer Spielelemente in den ständig wechselnden Situationen positiv. In *gymnastisch-tänzerischen Sportarten* unterstützen koordinative Fähigkeiten Korrektheit und Perfektion der Bewegungsausführung sowie die Originalität und ästhetische Ausstrahlung der Bewegungen (SCHNABEL/HARRE/BORDE 1997, 119-120).

Die Bedeutung der koordinativen Fähigkeiten bei sportlicher Betätigung älterer Menschen lässt sich folgendermaßen zusammenfassen:

- Kraft-, Schnelligkeits- und Ausdauerdefizite werden bis zu einem gewissen Grad kompensiert.
- Komplizierte Fertigkeiten werden sicherer ausgeführt.
- Bewegungsfertigkeiten werden schneller erlernt.
- Bewegungsfertigkeiten werden zweckentsprechender eingesetzt.
- Bewegungsfertigkeiten werden bei Situationsänderungen zweckmäßiger variiert.
- Die Umstellung auf ungewohnte Bedingungen gelingt leichter.
- Durch schnelles Reagieren auf Stolpern und Ausrutschen wird das Verletzungsrisiko gemindert.
- Die Ermüdung setzt später ein.
- Ein gutes Niveau koordinativer Fähigkeiten steigert die Freude an sportlicher Betätigung.

3.2 Zur Bedeutung der koordinativen Fähigkeiten im Alltag

Um die im täglichen Leben erforderlichen motorischen Handlungen zu bewältigen, benötigt jeder Mensch ein bestimmtes Spektrum und Niveau koordinativer Fähigkeiten. Mit zunehmendem Lebensalter ergeben sich dies-

BEDEUTUNG DER KOORDINATIVEN FÄHIGKEITEN

bezüglich häufig Probleme. Am Beispiel der Alltagssituationen *„Haushalt"* und *„Verkehr"* hat NAGEL (1997, 35-39) solche Probleme beschrieben: Im *Haushalt* machen Stürze die häufigste Unfallursache aus. Um hier Abhilfe zu schaffen, reicht es nicht aus, Ältere für Sicherheitsmaßnahmen wie Leitern mit GS-Zeichen oder Haltegriffe an Badewannen zu sensibilisieren. Eine Schlüsselrolle kommt ganz ohne Zweifel der Förderung der Bewegungskoordination zu.

Dabei sollte die besondere Aufmerksamkeit der Erhaltung und Förderung der *Gleichgewichtsfähigkeit* gelten. Entsprechende Defizite machen sich schon beim Aufstehen aus dem Liegen, beim Verrichten der Morgentoilette, beim Ankleiden, Einkaufen, Treppensteigen, Besteigen von Leitern, Gehen auf unterschiedlichem Untergrund oder beim Halten und Tragen von Gegenständen bemerkbar.

Außerhalb der gewohnten Umgebung fühlen sich ältere Menschen oft unsicher. Eine Erhöhung der allgemeinen Bewegungssicherheit, wie sie mit der Förderung koordinativer Fähigkeiten wie *Orientierungsfähigkeit, Umstellungsfähigkeit* oder *Reaktionsfähigkeit* einhergeht, trägt dazu bei, Lebensräume zu erhalten und erforderlichenfalls auch neue Bereiche des Alltagslebens zu erschließen.

Die Teilnahme am *Straßenverkehr*, ob als Fußgänger, Autofahrer, Radfahrer oder als Benutzer öffentlicher Verkehrsmittel, ist für ältere Menschen für Einkäufe, Wahrnehmung von Konzert- oder Sportangeboten, Besuche im Bekanntenkreis und beim Arzt oder für Spaziergänge eine zwingende Voraussetzung.

Selbstständigkeit und Mobilität sind nur zu erhalten, solange die Teilnahme am Verkehr ohne gesteigerte Risiken möglich ist. *Reaktionsfähigkeit, Antizipationsfähigkeit, Kopplungsfähigkeit, Orientierungsfähigkeit* sind unverzichtbar bei der Bewältigung der von NAGEL (1997, 39) aufgelisteten Verkehrssituationen: Überwinden von Unebenheiten (Kantsteine, Kopfsteinpflaster, Blätter, Glatteis), Überqueren von Kreuzungen und Straßen, Einschätzen und Bewältigen von plötzlich auftauchenden Hindernissen (z.B. Radfahrer), Anpassen an unterschiedliche Lichtverhältnisse, Bewältigung einer großen Geräuschkulisse, Erreichen des Bahnhofs, Einsteigen in Verkehrsmittel, Stehen auf schwankendem Untergrund (anfahrender Bus, Schiff), Bewegen im Gedränge beim Ein- und Aussteigen, Zurechtfinden in unbekannter Umgebung.

Die Bedeutung koordinativer Fähigkeiten im Alltag älterer Menschen lässt sich folgendermaßen zusammenfassen:

- Koordinative Fähigkeiten sichern die Haltungsregulation (Stehsicherheit).
- Durch Vermeidung von Fehlbewegungen wird das Unfallrisiko gemindert (Sturzprävention).
- Geschädigte Organe (Gelenke) werden entlastet.
- Alltagsfertigkeiten bereiten weniger Probleme (z.B. Aufstehen aus dem Sitzen und Liegen; auf den Hocker steigen; Besteigen und Verlassen von Fahrzeugen, insbesondere mit Regenschirm, Gepäck, bei Regen, Schnee und Glätte; Anlegen von Sicherheitsgurten; Überqueren von Straßen; Benutzen von Treppen, Rolltreppen und Drehtüren; Benutzen von Gehhilfen; Anziehen und Ablegen der Kleidung; Körperpflege usw.).
- Ungewohnte Anforderungen und Überraschungssituationen werden besser bewältigt (unerwartetes Ausrutschen, Stolpern, Fallenlassen von Gegenständen).
- Mehrfachhandlungen gelingen besser.
- Körperliche Selbstständigkeit, Selbstsicherheit und Wohlbefinden werden positiv beeinflusst.

4 Zur Entwicklung der koordinativen Fähigkeiten

Wie alles Lebendige unterliegen auch die koordinativen Fähigkeiten der *Entwicklung*. Alle Veränderungen, welche die Entwicklung des Menschen kennzeichnen, so auch die Entwicklung der Bewegungskoordination und der koordinativen Fähigkeiten, lassen sich auf *innere* und *äußere* Einflussfaktoren zurückführen.

> Die *inneren* Einflüsse auf die Entwicklung werden vom biologisch vorgegebenen Faktor „*Reifung*" markiert.
> Zu den *äußeren* Einflüssen werden alle durch die Umwelt (im weitesten Sinne) vermittelten Reize gerechnet, die *„Anpassungs"-Leistungen* des Organismus zur Folge haben.
> *„Reifung"* und *„Anpassung"* sind die grundlegenden Prozesse auch bei der Entwicklung der koordinativen Fähigkeiten.
> Zwischen *Reifung* und *Anpassung* bestehen Wechselwirkungen: Übung wirkt sich stimulierend auf Reifungsprozesse aus; fortschreitende *Reifung* wiederum ermöglicht lohnendere Übungsprogramme.

Die koordinativen Fähigkeiten entwickeln sich über die gesamte Lebensspanne. Die verbreitete Ansicht, die motorische Entwicklung des Menschen beginne mit der Geburt und ende mit dem Eintritt ins Erwachsenenalter, ist völlig abwegig. Wenn ein Kind zur Welt kommt, hat es bereits eine eindrucksvolle Entwicklungsphase hinter sich, die auch und gerade für die Bewegungskoordination im weiteren Leben von allergrößter Bedeutung ist. Denn schon während der Embryonalentwicklung bildet sich das Nervensystem als wesentlicher Träger der motorischen Koordinationsfähigkeit aus. Bestimmte Zellen bilden das Neuralrohr, aus dem das *Rückenmark* und an seinem sich verdickenden Ende das *Gehirn* entsteht, welches durch eine Ansammlung von Zellen kenntlich wird. Sobald sich diese Zellen in Gruppierungen organisiert haben, bilden sie Ausläufer, welche die Verknüpfung der Nervenzellen ermöglichen.

Diese frühen „Grundverschaltungen" vollziehen sich noch weitgehend unter dem Einfluss der Reifung, wenngleich der Mutterleib für den Embryo bereits eine Umwelt darstellt, in der er heranwächst und an die er sich anpasst.

BEWEGUNGSKOORDINATION

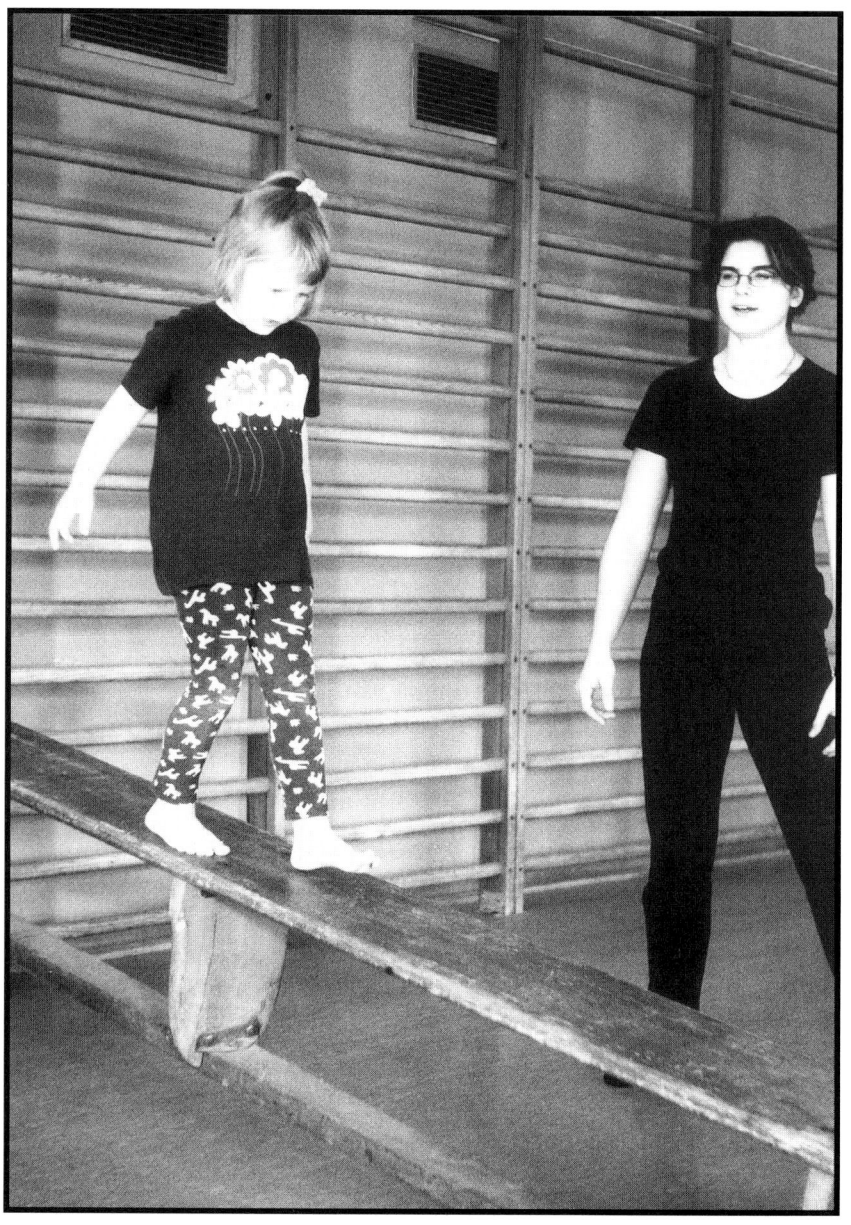

Diese Umwelt ermöglicht es dem Fötus irgendwann, sich zu bewegen und auf diese Weise elementare koordinative Prozesse einzuleiten und elementare Fertigkeiten vorzuüben. Dass der Säugling unmittelbar nach der Geburt in der Lage ist zu schreien, die Extremitäten und die Augen zu bewegen, ist anders nicht zu erklären. Allerdings ist diese Motorik (z.b. die Bewegung der Augen) zunächst noch sehr „unkoordiniert" und noch für einige Zeit „plastisch", d.h. veränderbar. Dadurch kann sich in bestimmten Gehirnstrukturen die Anpassung an die Umwelt im Sinne einer funktionellen Festlegung und Vernetzung vollziehen. Der Zustand der Plastizität ermöglicht im Hinblick auf koordinative Prozesse lebenslanges Lernen.

Bei der koordinativen Anpassung an die Umwelt spielen Bewegungsaktivitäten die entscheidende Rolle. Bleiben entsprechende Erfahrungen versagt, dann kommt es nicht zu jenem fruchtbaren Wechselspiel von Individuum und Umwelt, von Reifung und Anpassung und den für die Ausbildung der Bewegungskoordination so wichtigen Rückmeldungen durch die Signale des motorischen Systems, welche die aktiven Bewegungen begleiten und den entsprechenden sensorischen Eindrücken. Dieser vielfach nachgewiesene Sachverhalt, für den die tragische Gestalt des Kaspar HAUSER einen überzeugenden Nachweis lieferte, macht deutlich, dass es neben der *Reifung* in zunehmendem Umfange *Anpassungsvorgänge* im Zusammenhang aktiver Bewegungen sind, die bei der Ausbildung der Bewegungskoordination und der koordinativen Fähigkeiten die Weichen stellen. Aus zahlreichen Untersuchungen geht klar hervor, dass eine zu Bewegungsaktivitäten herausfordernde Umwelt für die Entwicklung der kindlichen Motorik unersetzbar ist.

So berichtete z.B. vor einiger Zeit die Presse unter der Schlagzeile „Stubenhocker mit hohem Unfallrisiko – Kinder müssen ihre motorischen Fähigkeiten besser trainieren" (FAZ 9.12.1997) von verschiedenen Untersuchungen, welche die Deutsche Verkehrswacht (DVW), alarmiert durch die hohe Zahl von Verkehrs- und Straßenunfällen, bei denen Kinder beteiligt waren, in Auftrag gegeben hatte. Die Auswertung ergab, dass eine beträchtliche Zahl der Verkehrsunfälle von Kindern darauf zurückzuführen ist, dass Kinder wegen *schlechter koordinativer Fähigkeiten* schon alltägliche Bewegungen nicht oder nicht sicher ausführen können. In den vergangenen zehn Jahren gingen diese Fähigkeiten weiter dramatisch zurück.

Bis zu 40% aller Erstklässler zeigten Schwächen bei der *Bewegungskoordination*. So verfügen etwa nur 25% der Stadtkinder über die beim Rad fahren für eine sichere Verkehrsteilnahme so unerlässliche Fertigkeit, einhändig zu lenken und gleichzeitig mit der anderen Hand ein Zeichen zum Abbiegen zu geben, was auf mangelhafte *Kopplungsfähigkeit* verweist. Auch beim rechtzeitigen Erkennen der Straßenbeschaffenheit *(Antizipationsfähigkeit)*, beim Spurhalten und gleichzeitigen Umsehen *(Kopplungsfähigkeit)*, beim Halten des Gleichgewichts *(Gleichgewichtsfähigkeit)*, beim Abbiegen *(Orientierungsfähigkeit)* und beim sehr langsamen Fahren *(Gleichgewichtsfähigkeit)*, beim plötzlichen Bremsen *(Reaktionsfähigkeit)* sind Kinder häufig überfordert. Das Aufsteigen und Anfahren von der ungewohnten rechten Seite her *(Umstellungsfähigkeit)* war vielfach nicht möglich.

Die Ursachen für diese erschreckenden Defizite liegen auf der Hand. Aus den von der DVW veranlassten Studien geht nämlich auch hervor, dass nahezu alle Erstklässler aus ländlichen Gebieten bei den Testaufgaben kaum Schwierigkeiten hatten. Generell sind die koordinativen Fähigkeiten der „Landjugend" deutlich besser entwickelt als die der stadtbewohnenden „Stubenhocker". Offenbar ist eine zu aktiver Bewegung anregende Umwelt, wie sie in ländlichen Regionen noch vorhanden ist und auch genutzt wird, für die Entwicklung koordinativer Fähigkeiten entscheidend. Dabei erweist sich das Vorschulalter sowie das frühe und mittlere Schulalter (3. bis 12. Lebensjahr) als besonders ertragreicher Entwicklungsabschnitt.

Ein Knick der koordinativen Entwicklung wird nicht selten in der Pubeszenz beobachtet. Die Beeinträchtigungen dauern gelegentlich bis zur Adoleszenz an.
Im frühen Erwachsenenalter erfährt dann die Ausprägung der koordinativen Fähigkeiten – insbesondere unter dem Einfluss einer intensiven und breit gefächerten sportlichen Betätigung – weitere Verbesserungen und erreicht ihre unverwechselbare individuelle Ausprägung.

Zur Lebensmitte hin tritt dann bereits ab dem 30. Lebensjahr eine allmähliche Minderung des koordinativen Potenzials ein, bei Männern meist früher als bei Frauen.

Ohne Übung nimmt die koordinative individuelle Ausstattung relativ kontinuierlich ab, bis es schließlich (vom fünften Lebensjahrzehnt an) zu Rückbildungen kommt. So wurden z.B. bei Messungen der *komplexen Reaktionsfähigkeit* im späten Erwachsenenalter ähnliche Werte ermittelt wie bei siebenjährigen Kindern (SCHIELKE/VILKNER/1994, 173). Aufgrund dieser Verlangsamung der Reaktion steigt das Risiko älterer Menschen, zu Fuß oder mit dem Fahrrad einen tödlichen Unfall zu erleiden, im Vergleich mit der jüngeren Generation um ein Vielfaches an (Tagung des Deutschen Verkehrssicherheitsrates 1999; FAZ 20. 07. 99).

Auch die *Kopplungsfähigkeit* erleidet mit zunehmendem Alter Einbußen. Simultankombinationen, wie sie z.B. durch die von der Straßenverkehrsordnung vorgesehene Verpflichtung, ein Linksabbiegen mit ausgestrecktem Arm anzuzeigen, notwendig sind, überfordern ältere Menschen regelmäßig. Aber nicht nur Reaktionsfähigkeit und Kopplungsfähigkeit sind betroffen. Auch die übrigen koordinativen Fähigkeiten unterliegen einer zunehmenden Involution.

Grob zusammengefasst, lassen sich die typischen Abschnitte der koordinativen Entwicklung demzufolge mit ROTH/WINTER (1994) in Tabelle 1 darstellen.

Tab. 1: Entwicklung der koordinativen Leistungsfähigkeit im Lebenslauf (ROTH/WINTER 1994, 197-198)

Entwicklungsabschnitt	Koordinative Fähigkeiten
(1) Kindesalter bis etwa zur Pubeszenz	Weitgehend linearer Leistungsanstieg
(2) Pubeszenz bis teilweise Adoleszenz	Beeinträchtigung, Verlangsamung der Entwicklung Instabilität und Neuanpassung
(3) Ausgang der Adoleszenz bis Beginn des frühen Erwachsenenalters	Weitere Verbesserungen individuelle, volle Ausprägung (Kulmination der koordinativen Fähigkeiten)
(4) Dritte bis vierte Altersdekade	Trainingsabhängige Erhaltung bzw. relative Erhaltung
(5) Vierte, fünfte und sechste Altersdekade bis zum Tod	Allmähliche und schließlich irreversible Involution

Für das Nachlassen der adaptiven Kapazität und die dadurch bedingte Verminderung der koordinativen Fähigkeiten im Alternsprozess lassen sich – in unterschiedlicher Konstellation – vor allem folgende Ursachen verantwortlich machen:

- Schwächungen der Sinnesorgane
- Schwächungen im muskulären Bereich (Kraft)
- Schwächungen im Gelenkbereich (Beweglichkeit)
- Veränderungen im neuronalen Bereich
- Veränderungen im Stoffwechselbereich
- Fehlende Betätigung in Kindheit und Jugend.

5 Erhaltung und Förderung der koordinativen Fähigkeiten

Die Art der Darstellung charakteristischer Verlaufsformen der Entwicklung der Bewegungkoordination im Erwachsenenalter, wie sie in Kapitel 4 gewählt wurde, könnte zu dem Schluss führen, dass es sich bei den beschriebenen Veränderungen um quasi gesetzmäßige, unabänderliche und schicksalhafte Erscheinungen handele. Dieser Ansicht gilt es, mit Hinweis auf Möglichkeiten der Einflussnahme, zu widersprechen.

5.1 Die Rolle der Bewegungserfahrung

Schon im Kindesalter spielt bei der Entwicklung koordinativer Fähigkeiten, wie bereits im Zusammenhang der radfahrerischen Kompetenz von Landkindern deutlich wurde, die *Bewegungserfahrung* eine wichtige Rolle.

Ganz offenkundig werden Reifungsprozesse im Laufe der Entwicklung zunehmend von Anpassungsprozessen überformt und überlagert.

Je breiter gefächert, vielseitiger und intensiver sich das Bewegungsleben der Heranwachsenden gestaltet, desto größer werden die Anforderungen an die Bewegungsregulation, desto stärker wird der „Anpassungsdruck" für die betroffenen Organsysteme und desto höher entwickelt sich das Niveau der koordinativen Fähigkeiten. Was im jungen Alter versäumt wird, lässt sich später nie mehr vollkommen nachholen (FEIGE 1964, 161).

Zur Resignation besteht gleichwohl auch im mittleren und höheren Erwachsenenalter kein Anlass. Es gilt nämlich als gesichert, dass die charakteristischen Leistungsminderungen ab der Lebensmitte durch geeignete Übungsprogramme erheblich modifiziert, insbesondere auch zeitlich verzögert werden können. Koordinative Fähigkeiten lassen sich durch Übung relativ lange erhalten und auch noch fördern. Für diese These spricht eine ganze Reihe von Beobachtungen:

Schon früh wurde auf weitgehend konstante Koordinationsleistungen bei geübten Turnern im Alter zwischen 40 und 70 Jahren hingewiesen, welche sich als „Verjüngungseffekt" interpretieren lassen und einer Generalisierung

BEWEGUNGSKOORDINATION

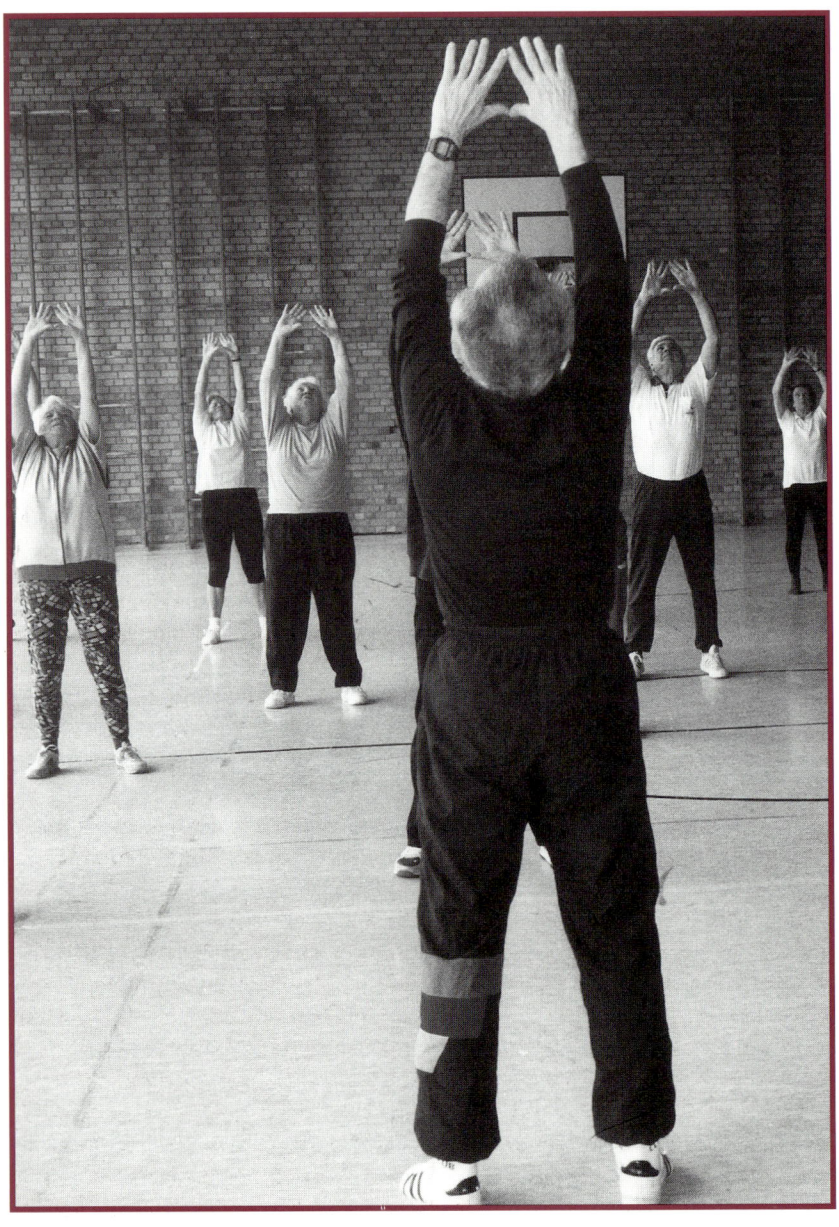

von Entwicklungsverläufen widersprechen. Auch Künstler, Artisten und gute Skiläufer führen ihre Fertigkeiten bis ins hohe Alter hinein mit annähernd gleicher Präzision aus, weil sie nie aufgehört haben, diese zu üben. Zu den bekanntesten und herausragenden Alterssportlern zählt Josef NECKERMANN, der im Alter von 60 Jahren noch zwei olympische Medaillen gewann und erst mit 70 seine leistungssportliche Karriere beendete.

Offenbar trägt eine aktive *Berufs- bzw. Sportbiografie* dazu bei, die Involutionsschwelle zeitlich hinauszuschieben und die „koordinative Lebensmitte" nach hinten zu verlagern.

Durch wissenschaftliche Studien konnten solche auf Einzelbeobachtung beruhenden Vermutungen abgesichert werden. So fand TEIPEL (1988) heraus, dass sich Sportaktive von nicht Sport treibenden älteren Menschen hinsichtlich ihrer koordinativen Fähigkeiten deutlich unterscheiden: Trainierende zeigten bei entsprechenden Tests durchweg bessere Leistungen als gleichaltrige passive, z.T. auch erheblich jüngere Personen.

In der bereits erwähnten Studie von SCHIELKE/VILKNER (1994, 172) wurden bei einigen Probanden noch im 70. Lebensjahr bei einzelnen koordinativen Fähigkeiten absolute Spitzenwerte gemessen. Da diese mit regelmäßigem Üben einhergingen, folgerten die Autoren, dass Anpassungspotenziale bis ins hohe Alter bestehen. Die koordinative Leistungsfähigkeit hänge davon ab, wie das Individuum die gegebenen Möglichkeiten, vor allem zu sportlicher Betätigung, zur vollen Ausschöpfung des gegebenen Entwicklungsrahmens nutze.

Die entscheidenden Belege für die Richtigkeit dieser Thesen lieferten experimentelle Untersuchungen, bei denen sich ältere Menschen systematischen Übungsprogrammen unterzogen.

Interventionsstudien, die NEUMANN (1973/75) durchführte, zeigten, dass die Koordination bei älteren Menschen noch in erheblichem Umfange zu verbessern ist. KIRCHNER/SCHALLER (1996) verfolgten die Entwicklung ausgewählter koordinativer Fähigkeiten und motorischer Lernprozesse während längerer Übungsphasen bei älteren Menschen. Sowohl hinsichtlich der Differenzierungsfähigkeit als auch der Reaktions-, der Antizipations-, der Gleichgewichts- und der Rhythmusfähigkeit führten jeweils spezifisch zusammengestellte Übungsprogramme nicht bloß zur Erhaltung, sondern bei den allermeisten Versuchspersonen zu deutlichen Verbesserungen. Bei einer motorischen Lernaufgabe, welche hohe koordinative Anforderungen vor allem an die Gleichgewichtsfähigkeit, die kinästhetische Differenzierungsfähigkeit und die Kopplungsfähigkeit stellte, erzielten die regelmäßig übenden älteren Versuchspersonen im Unterschied zu den nicht übenden Kontrollpersonen erstaunliche Lerngewinne.

Offenbar können viele Verluste bei den koordinativen Fähigkeiten auf deren mangelnde Inanspruchnahme zurückgeführt werden.

Wenn es noch eines Beweises für diese Aussage bedürfte, so wäre dieser beispielhaft mit Hilfe von Abb. 3 und 4 zu führen:

Die auf einer Längsschnittstudie beruhenden Werte zur Bewegungsschnelligkeit (Abb. 3) zeigen in typischer Weise die „normalen" Entwicklungsverläufe bei Männern und Frauen über die gesamte Lebensspanne hinweg. Die Verluste sind aus dem Kurvenverlauf deutlich abzulesen.

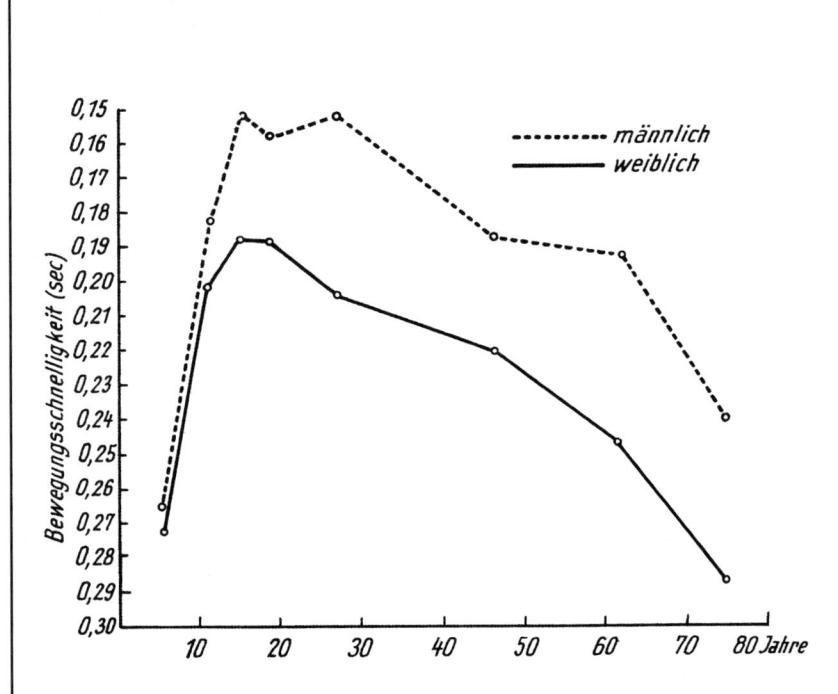

Abb. 3: Bewegungsschnelligkeit bei einer einfachen Hand-Arm-Bewegung nach HODGKINS (Querschnitt) (aus MEUSEL 1992, 79)

ERHALTUNG UND FÖRDERUNG DER KOORDINATIVEN FÄHIGKEITEN

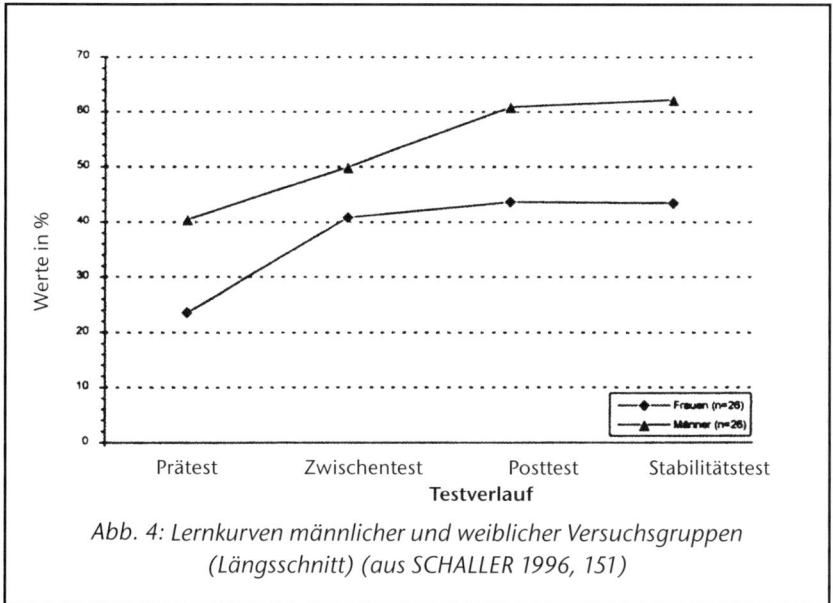

Abb. 4: Lernkurven männlicher und weiblicher Versuchsgruppen (Längsschnitt) (aus SCHALLER 1996, 151)

Ganz anders stellen sich hingegen die Entwicklungsverläufe bei 64-jährigen Versuchspersonen während einer achtwöchigen Interventionsstudie mit einer nachfolgenden Messung der Bewegungsstabilität nach drei Monaten dar, wie sie Abb. 4 zu entnehmen sind. Die Übungseffekte belegen eindeutig, dass regelmäßiges und gezieltes Üben dem koordinativen Alternsprozess entgegenwirken kann. Leistungsrückgänge, wie sie Abb. 3 spiegelt, sind zu einem nicht unerheblichen Teil primär auf fehlende Übung zurückzuführen.

Als Fazit ist festzuhalten:
Das Niveau der koordinativen Fähigkeiten im Laufe der Entwicklung im Erwachsenenalter ist zwar in aller Regel rückläufig. Durch angemessenes Üben kann aber eine überdurchschnittliche Qualität der Bewegungskoordination bis ins hohe Alter erhalten werden.
Regelmäßiges und richtig gestaltetes Üben führt zu
- einer zeitlichen Verzögerung des Involutionsprozesses.
- einer Abflachung bereits rückläufiger Involutionskurven.
- einer Verbesserung der einzelnen koordinativen Fähigkeiten (je nach Ausgangsniveau).

5.2 Zur Gestaltung von Übungsprogrammen

Ein hinreichendes Grundlagenwissen zur Erhaltung und Förderung der Bewegungskoordination und der koordinativen Fähigkeiten im mittleren und höheren Erwachsenenalter – dies sollte durch die vorausgegangenen Kapitel deutlich geworden sein – liegt vor. Vor allem durch neuere sportwissenschaftliche Forschungsergebnisse ist es weiter abgesichert und ausdifferenziert worden. Es muss nunmehr um die Umsetzung und Anwendung dieses Wissens in der Praxis gehen.

Die *Ziele* von Übungsprogrammen, die ihren Schwerpunkt im Bereich der Bewegungskoordination haben, liegen auf der Hand. Allgemein gesagt, muss es darum gehen, sich gegen koordinative Niveauverluste aufzulehnen, der Kontinuität der rückläufigen Entwicklung Einhalt zu gebieten und den individuell gegebenen, koordinativen Rahmen möglichst auszuschöpfen. Übungsprogramme, die diesem Ziel verpflichtet sind, müssen einen Beitrag dazu leisten, die koordinativen Fähigkeiten möglichst lange zu erhalten, zu stabilisieren und, wenn nötig, wiederzugewinnen sowie deren früher oder später unvermeidbaren Rückgang in Grenzen zu halten.

Dass entsprechendes Üben nur bei hinreichender *Regelmäßigkeit* Erfolg hat, bedarf keiner weiteren Betonung. Nach allem, was wir wissen, sollte man wenigstens einmal pro Woche üben. Schwieriger zu beantworten ist die Frage nach der *Richtigkeit* des Übens, muss man sich doch darüber im Klaren sein, dass es für die Wahrscheinlichkeit des Erfolges keineswegs gleichgültig ist, *wie* und *was* geübt wird. Es geht entschieden um die Auswahl geeigneter *Inhalte* und geeigneter *Methoden*. Auch ist das *individuelle Leistungsvermögen* der Übenden zu beachten.

5.2.1 Geeignete Inhalte

Grundsätzlich ist festzustellen, dass alle Übungen, die explizit oder implizit das jeweils zuständige biologische Substrat beanspruchen, prinzipiell auch dessen Funktion und damit auch die Qualität der jeweiligen koordinativen Fähigkeit verbessern. Dies lässt sich am Beispiel der *Gleichgewichtsfähigkeit* gut nachvollziehen: Die Fähigkeit, den Körper im statischen oder dynamischen Gleichgewicht zu halten, ist vor allem von der Sensibilität bzw. Stabilität des Vestibularissystems sowie vom Funktionieren des kinästhetischen, optischen und taktilen Analysators abhängig. Sportler, die *Gleichgewichts-*

sportarten betreiben (Skilauf, Eislauf, Judo usw.), beanspruchen dabei intensiv diese biologischen Systeme und tragen auf diese Weise zur Erhaltung und Verbesserung ihrer Gleichgewichtsfähigkeit bei (vgl. BLUME 1979, 188).

Die probatesten Inhalte zur Erhaltung und Förderung koordinativer Fähigkeiten bietet der Sport. Kein anderes Bewegungssystem wartet mit einem quantitativ und qualitativ vergleichbaren Schatz an Übungen auf, die prinzipiell auch zur Schulung der koordinativen Fähigkeiten in Frage kommen.

Bei dieser Feststellung kann man zunächst darauf hinweisen, dass sich allein schon viele Sportarten und -disziplinen aus der Fülle der Möglichkeiten zu sportlicher Betätigung dadurch herausheben, dass sie auch ohne weitere systematische Aufbereitung die Erhaltung koordinativer Fähigkeiten stützen. Allerdings eignet sich nicht jeder Sport, hohe Erwartungen an die Förderung der Bewegungskoordination und der koordinativen Fähigkeiten zu erfüllen. Es sind in erster Linie solche Formen des Sports, deren spezifische Motorik einen hohen „koordinativen Anteil" aufweist. Dazu zählt z.B. das Schwimmen, Turnen, Tanzen, Skilaufen und die meisten Bewegungsspiele. Wer noch im mittleren und höheren Erwachsenenalter solche Sportarten betreibt, unternimmt bereits vor jeder systematischen Übung etwas zur Erhaltung seiner Koordinationsfähigkeit.

Es gilt aber, im Auge zu behalten, dass die häufig auf *eine* Sportart beschränkte Betätigung zum einen nur eine relativ *einseitige* koordinative Belastung sichert, weil keine Sportart alle koordinativen Fähigkeiten in ausgewogenem Maße erreicht, sodass koordinative Lücken verbleiben. Zum anderen sind wegen der oft invariablen koordinativen Struktur der einzelnen Sportarten kaum noch *Verbesserungen* der koordinativen Fähigkeiten möglich.

Nur solche Übungsprogramme lösen entscheidende Impulse aus, die spezifische Inhalte zur Erhaltung und Förderung der koordinativen Fähigkeiten bereithalten.

Dabei handelt es sich um
- neue Bewegungen,
- ungewohnte Bewegungen,
- komplexe Bewegungen,
- einfache Bewegungen, die durch Variation und Kombination „aufgerüstet" wurden.

Es gibt keine Bewegung, die, für sich allein geübt, alle koordinativen Fähigkeiten erreicht, wie auch keine koordinative Fähigkeit in reiner Form für sich geübt werden kann. Zur Erläuterung sei vorab auf einige Beispiele verwiesen:

Neue Bewegungen
Wer z.B. eine bisher nicht beherrschte Schwimmtechnik erlernt oder wer einmal versucht, mit den Füßen voraus zu schwimmen, führt *neue Bewegungen* aus. Wenn MEUSEL (1992, 60) schreibt: „Das beste Mittel, seine Koordinationsfähigkeit zu verbessern, ist, neue sportmotorische Fertigkeiten zu erlernen", so ist dem weitgehend zuzustimmen.

Ungewohnte Bewegungen
Das Besteigen des Fahrrads von der rechten Seite aus, die Verbindung von Kraularmzug und Beingrätsche beim Schwimmen oder das Werfen mit der nichtdominanten, ungeübten Hand stellen z.B. *ungewohnte Bewegungen* dar. Diesbezüglich finden sich entscheidende Hinweise bereits bei HARRE (1971, 186): „Automatisierte Bewegungen, die unter Standardbedingungen ablaufen, tragen nicht mehr zur Entwicklung der Gewandtheit bei."

Komplexe Bewegungen
Jede Erhöhung der Komplexitätsanforderungen bedeutet zugleich eine Steigerung der Koordinationsschwierigkeit. Laufen und Hüpfen flüssig miteinander zu kombinieren (sukzessiv) oder zu balancieren und dabei noch einen Ball zu prellen (simultan), sind Beispiele für *komplexe Bewegungen*.

Einfache Bewegungen, die durch Variation und Kombination „aufgerüstet" wurden
Erschwerungen einfacher Bewegungen durch zusätzliche Aufgaben fordern die Koordinationsfähigkeit heraus. Einen Ball hochzuwerfen und ihn wieder zu fangen, ist relativ einfach. Zur *„Aufrüstung"* dieser einfachen Bewegung kommt es, wenn die Aufgabe gestellt wird, die Zeit, in der der Ball in der Luft ist, für eine Drehung um die eigene Achse oder einen Handklatsch zu nutzen.

Die Übungsbeispiele zu den einzelnen koordinativen Fähigkeiten in den folgenden Kapiteln 6-13 enthalten zahlreiche Vorschläge, die an den genannten Kriterien orientiert sind. Die einzelnen Kapitel stellen jeweils Akzentuierungen bestimmter Übungsanliegen dar.

5.2.2 Geeignete Methoden

Die Übungen, die sich zur Schulung koordinativer Fähigkeiten anbieten – dies wurde schon aus den Beispielen deutlich – unterscheiden sich im Prinzip nicht von solchen Inhalten, wie sie in vielen Bereichen des Erwachsenen- und Seniorensports ohnehin üblich sind. Entscheidend dafür, dass sie die ihnen zugedachte Funktion bei der Erhaltung und Förderung koordinativer Fähigkeiten auch wirklich erfüllen, ist neben ihrer gezielten Auswahl ihre reflektierte methodische Aufbereitung. Kennzeichnend für eine „Methodik der Förderung koordinativer Fähigkeiten" ist – allgemein betrachtet – die Erzeugung von „Irritationen" und von zusätzlichem *Druck* bei der Ausführung der Bewegungen. Dies geschieht durch *Variation* der als geeignet befundenen Inhalte.

Entscheidende Impulse für die Erhaltung und Förderung koordinativer Fähigkeiten sind von solchen Übungsprogrammen zu erwarten, die die Methode der *Variation* geeigneter Inhalte gezielt einsetzen. Dies geschieht auf zweierlei Weise:

Variation der Bewegungsausführung
- Ausgangs- und/oder Endstellung variieren (einbeinig, beidbeinig).
- Bewegungsrichtung variieren (vorwärts, rückwärts, seitwärts; „Linkswalzer").
- Bewegungstempo variieren (steigern, bremsen).
- Krafteinsatz variieren (leichte, schwere Handgeräte).
- Seiten variieren (links, rechts – von rechts nach links, von links nach rechts).
- Rhythmisch üben, dabei Rhythmus variieren.

Variation der Übungsbedingungen
- Räume variieren (vergrößern, verkleinern).
- Ziele variieren (kleiner, größer, näher, weiter).
- Bewegungskontrolle einschränken (optisch, akustisch).
- Geräteaufbau variieren (schmaler, breiter – niedriger, höher – flacher, steiler).
- Handgeräte variieren (leichter, schwerer – größer, kleiner).
- Stützflächen variieren (Rasen, Sand, Matten, Parkett, profiliertes Gelände).
- Partner variieren.
- Stören der Sinnesorgane (drehen, dann üben).
- Üben unmittelbar nach Belastungsphasen.

Während das Erlernen von motorischen Fertigkeiten in der Regel von erleichterten Bedingungen profitiert, sucht man für das Üben koordinativer Fähigkeiten demnach bewusst *erschwerte Bedingungen* auf.

Allgemein ist zu beachten, dass es bei der Schulung koordinativer Fähigkeiten stets darauf ankommt, anders als beim Neulernen, nicht zu lange bei einer Übung zu verharren, sondern nach einigen Wiederholungen die Aufgabe zu wechseln. Es würden sich sonst unerwünschte Bewegungsstereotype ausbilden. Auch die eintretende Ermüdung fördert die optimale Entwicklung der koordinativen Fähigkeiten nicht unbedingt.

Und weil die Frage nach dem Schwierigkeitsgrad immer eine sehr subjektive Angelegenheit der einzelnen Individuen ist, sollten bei gleicher Aufgabenstellung stets verschiedene Lösungen möglich sein. So muss es z.B. den Gruppenmitgliedern freigestellt werden, wie groß sie die Entfernung von einem Wurfziel wählen oder welche Balkenbreiten ihnen zum Balancieren angemessen erscheinen.

Als Übungsleiter muss man sich auch darüber im Klaren sein, dass eine annähernd optimale Gestaltung der individuellen Übungsprogramme nur dann möglich ist, wenn die Übungsstunden, und zwar zeitlich vor dem Eintritt von Ermüdungserscheinungen, regelmäßig einen zeitlichen Rahmen für „freies Üben" vorsehen, der von den einzelnen Gruppenmitgliedern zum Ausgleich individuell konstatierter Defizite genutzt wird.

Schließlich erscheint es unerlässlich, dass Übungsprogramme auch Hilfen und Anregungen für das *häusliche Üben* bieten. Dazu ist es erforderlich, die spezifische Wirkungsweise vor allem solcher Übungen zu vermitteln, die auch als Heimprogramme im Alltag (z.B. beim Warten an der Bushaltestelle oder auch im Aufzug) praktiziert werden können.

Die Anregungen zum variablen Üben sollten deshalb um die folgenden methodischen Grundformeln ergänzt werden:

- *Wenige* Wiederholungen *vieler* (verschiedener) Übungen vorsehen: „Wenig und viel führen zum Ziel!"
- Für dieselbe Übung *unterschiedliche Übungsbedingungen* anbieten (differenzieren!).
- Nicht in stark ermüdetem Zustand üben (Unfallgefahr).
- *Kenntnisse* von Übungswirkungen vermitteln.

Wer als Übungsleiter die genannten methodischen Grundsätze beachtet, wird dann besonders erfolgreich sein, wenn er die Stärken und Schwächen seiner Schützlinge gut kennt und Übungsprogramme so individuell wie möglich auf deren Besonderheiten abstimmt. Dazu bedarf es neben der permanenten Beobachtung der Übenden einer angemessenen *Diagnostik*.

5.3 Zur Diagnostik koordinativer Fähigkeiten

Aus dem in Kapitel 4 zur motorischen Entwicklung Gesagten ergab sich, dass die koordinativen Fähigkeiten nicht gleichmäßig an alle Menschen verteilt sind. Gleiches Lebensalter ist nicht gleichbedeutend mit einer gleichen motorischen Ausstattung. Je älter Menschen werden, umso verschiedener ist auch das Niveau der koordinativen Fähigkeiten zwischen Gleichaltrigen ausgeprägt, weil unterschiedliche sportliche und berufliche Betätigungen zu ganz unterschiedlichen koordinativen Profilen geführt haben. Will man diesen individuellen Differenzen gerecht werden, dann verbietet sich eine für alle Gruppenmitglieder gleiche Trainingsgestaltung.

Vielen verbreiteten Übungsprogrammen im organisierten Erwachsenen- und Seniorensport liegen sehr allgemeine Vorstellungen darüber zu Grunde, wie Menschen in einem bestimmten Alter beschaffen sind, über welche Fähigkeiten und Defizite sie verfügen und welchen Belastungen sie demzufolge ausgesetzt werden dürfen oder sollten. Solche allgemeinen Vorstellungen sind in der Regel nichts anderes als Vorurteile, die der Nachprüfung im konkreten Falle kaum einmal standhalten. Dies gilt auch noch für die differenzierende Einteilung sportaktiver Personen nach ihren Vorerfahrungen und ihrer Belastungsfähigkeit in folgende fünf Gruppen:

- Ungeübte Anfänger
- Wiederbeginner
- Geübte
- Lebenszeitsportler
- Risikosportler.

Aus pragmatisch-organisatorischen Gründen mag eine solche Zuordnung zunächst durchaus sinnvoll sein (vgl. MEUSEL 1992, 42). Sie darf aber nicht darüber hinwegtäuschen, dass es der Übungsleiter, ungeachtet solcher Vorsortierungen, unter Umständen gleichzeitig mit mehr als 20 verschieden leistungsfähigen und belastbaren Menschen zu tun hat (WYDRA 1996, 78). Weil jedes Gruppenmitglied ein „Unikat" ist, das möglichst optimal von den Übungsstunden profitieren soll, ist die Erhebung genauerer Befunde vor Ort mittels einer geeigneten „*Diagnostik*" unverzichtbar. Diese „*Diagnostik*" sollte es ermöglichen, in jeder Übungsgruppe den Abstand der einzelnen Individuen von allgemeinen Vorstellungen möglichst genau zu vermessen und zwar in der Regel mit testähnlichen Messinstrumenten.

Das Wort „testähnlich" soll darauf hinweisen, dass an die zu nutzenden Messinstrumente nicht die Maßstäbe angelegt werden dürfen, die etwa in der psychologischen Forschung (z.B. Intelligenzprüfung) oder in der empirischen Sozialforschung gelten. Für die Feinabstimmung von Koordinationsprogrammen genügt es in aller Regel, relativ einfach durchzuführende Überprüfungen vorzunehmen, bei denen der Übungsleiter die erreichten Leistungswerte der einzelnen Gruppenmitglieder registriert, aufbereitet und verwahrt.

Die eingesetzten diagnostischen Verfahren zur Ermittlung individueller koordinativer Fähigkeiten sollten viererlei leisten:

1. Sie sollten den Übungsleiter/Trainer über das Ausgangsniveau auf Seiten der Gruppenmitglieder informieren und zwar über das durchschnittliche Niveau und über das unterschiedliche Potenzial der einzelnen Individuen in der Gruppe.

2. Sie sollten jedem Gruppenmitglied seine Ausgangsposition, d.h. seine Stärken und Schwächen verdeutlichen.

3. Sie sollten bei den Übenden schon eine Einstellung auf die zu erwartenden Übungsprogramme bewirken.

4. Nach einem Übungsprogramm (von mehreren Monaten) in gleicher Weise wiederholt, sollten sie dem Übenden (und dem Übungsleiter) den Effekt des Übens anzeigen.

Zwei Messergebnisse aus den Bereichen *Gleichgewichtsfähigkeit* und *kinästhetische Differenzierungsfähigkeit* sollen als Beispiele dienen:

Von den Verfassern dieses Buches wurden unter anderem die Tests „Schwebegehen" und „Ballrollen" (vgl. S. 62 und S. 92) mit älteren Männern und Frauen durchgeführt. Die Ergebnisse sind in den Tabellen 2 und 3 wiedergegeben.

Tab. 2: Ergebnisliste zum Test „Schwebegehen" bei 15 älteren Männern und Frauen (nach ansteigender Rangfolge vom schlechtesten zum besten Ergebnis geordnet)	
Nr. der Testperson	Testergebnis (in m)
1	6,9
2	7,3
3	9,3
4	12,7
5	14,0
6	14,3
7	18,2
8	20,0
9	20,0
10	20,0
11	20,0
12	21,7
13	22,3
14	22,3
15	26,0

Tab. 3: Ergebnisliste zum Test „Ballrollen" bei 15 älteren Männern und Frauen (nach ansteigender Rangfolge vom schlechtesten zum besten Ergebnis hin geordnet)	
Nr. der Testperson	Testergebnis (in cm)
1	103
4	87,5
3	79
2	72
6	70
5	40,5
12	40
13	36
8	35
7	34
9	19
11	19
10	15
14	7
15	0

Aus den gewonnenen Befunden ging hervor, dass in der beobachteten Übungsgruppe erhebliche Differenzen bei beiden koordinativen Fähigkeiten vorlagen. Neben relativ guten Leistungen bei den Personen Nr. 7 bis 14 im ersten Test traten bei der dynamischen Gleichgewichtsfähigkeit der Personen Nr. 1 bis 6 deutliche Schwächen auf. Entsprechende Interpretationen ergaben sich aus Tabelle 3 hinsichtlich der kinästhetischen Differenzierungsfähigkeit.

Aus den Tests ließen sich herausragende koordinative Leistungen bei Nr. 15 ebenso wie eklatante koordinative Defizite bei Nr. 1 erkennen und entsprechende Übungsempfehlungen ableiten.

Die Beispiele zeigen, dass auch relativ einfache und ohne großen Aufwand durchzuführende „Tests" dem Übungsleiter eine ausreichende Basis für die erforderlichen Entscheidungen hinsichtlich inhaltlicher Übungsschwerpunkte der einzelnen Gruppenmitglieder liefern, wie auch dem Einzelnen seine Stärken und Schwächen sowie der Sinn der einzelnen Übungen bewusst werden.

Die Wiederholung der Tests nach angemessener Übungszeit und möglichst am gleichen Wochentag zur gleichen Zeit ermöglicht die Kontrolle der Wirksamkeit der verwendeten Übungsinhalte und -methoden und gegebenenfalls deren Korrektur.

Vorschläge und Anregungen für die Konzipierung von Gruppen- und Individualprogrammen bieten die folgenden Kapitel 6-13, welche – jeweils am Ende – auch Möglichkeiten der „Diagnostik" aufzeigen. Dabei ist darauf hinzuweisen, dass die einzelnen „Tests" nicht zu Übungszwecken eingesetzt werden dürfen. Dies würde die Ergebnisse bei den im zeitlichen Abstand durchgeführten Testwiederholungen verfälschen.

6 Gleichgewichtsfähigkeit

Im Kanon der koordinativen Fähigkeiten kommt der Gleichgewichtsfähigkeit eine herausgehobene Rolle zu. Mangelnde Gleichgewichtsfähigkeit erschwert nicht nur die Kontrolle von Bewegungsabläufen, sie stellt auch eine hohe Sturz- und Unfallgefahr dar.

6.1 Definition

Unter Gleichgewichtsfähigkeit verstehen wir die Fähigkeit ...

... des Haltens und/oder Wiederherstellens des Gleichgewichts bei wechselnden Umweltbedingungen (z.B. unterschiedlichen Bodenbelägen, Höhen, Tiefen).

... der zweckmäßigen Lösung motorischer Aufgaben bei sich verändernden Gleichgewichtsverhältnissen.

... des Haltens oder Wiederherstellens des Gleichgewichts
- bei relativer Ruhestellung (statisches Gleichgewicht).
- bei umfangreichen und schnellen Lageveränderungen des Körpers (dynamisches Gleichgewicht).
- von Gegenständen (Objektgleichgewicht).

6.2 Biologische Grundlagen

Der Gleichgewichtsregulation liegt die Fähigkeit zugrunde, Informationen aus dem Gleichgewichtsorgan (Vestibularorgan) sowie optische, kinästhetische und taktile Signale zügig und angemessen zu verarbeiten. Dabei ist das statische Gleichgewicht von der Sensibilität, das dynamische Gleichgewicht von der Stabilität des vestibulären Analysators abhängig (BLUME 1979, 188). Das Objektgleichgewicht ist in besonderem Maße an die kinästhetischen und taktilen Sinnesleistungen gebunden. Das Gleichgewichtsorgan liegt im Innenohr. Es registriert die Kopf- und Körperhaltung in Ruhe und in Bewegung.

BEWEGUNGSKOORDINATION

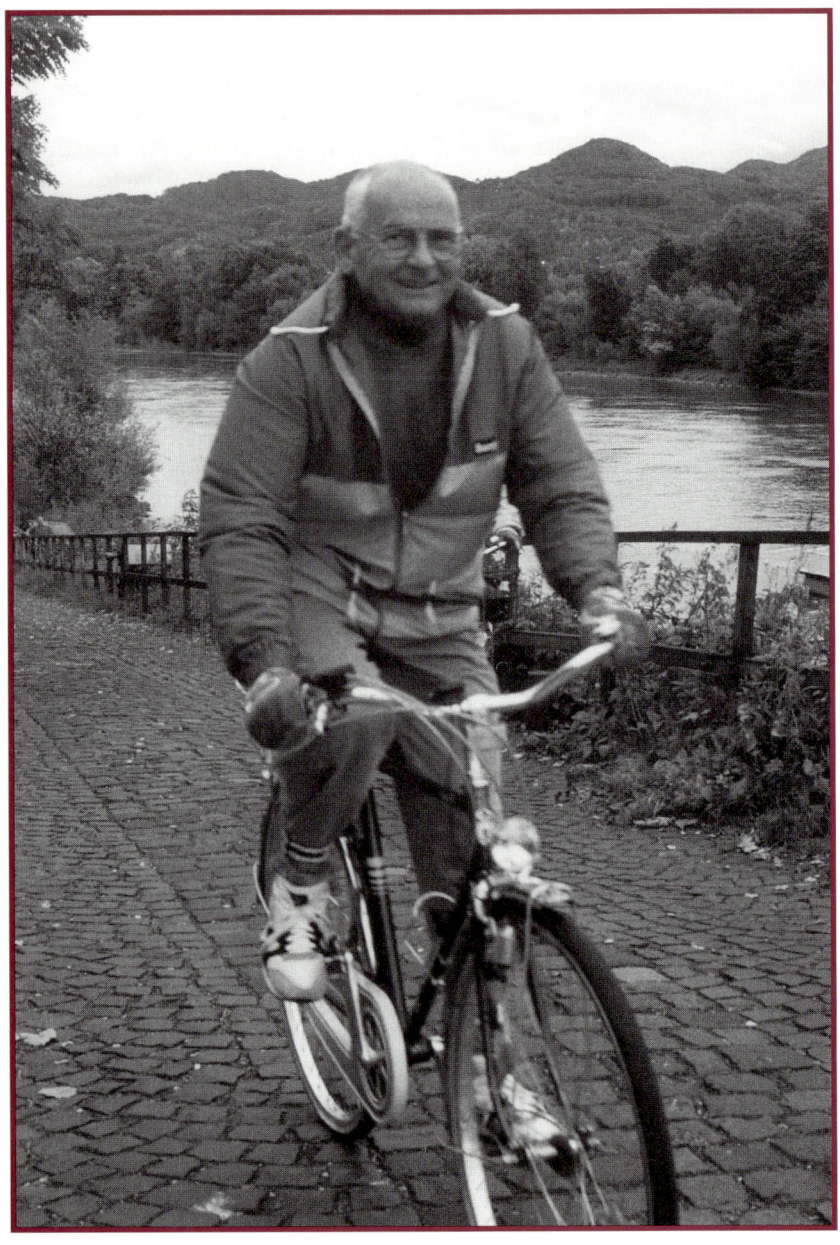

6.3 Die Bedeutung der Gleichgewichtsfähigkeit

Wie wichtig eine gut entwickelte Gleichgewichtsfähigkeit ist, zeigte eine Studie von CLOSE: Bei der Überprüfung des Gesundheitszustandes von Patienten, die wegen einer Sturzverletzung ambulant behandelt werden mussten, zeigte sich, dass 72% der Sturzopfer nicht in der Lage waren, zehn Sekunden lang auf einem Bein zu stehen. Ursachen für Stürze waren meist unangepasste Reaktionen auf der Straße oder auf Gehwegen sowie bei Glatteis. In der Wohnung waren Gleichgewichtsdefizite bei rutschenden Teppichen, unangemessenen Bodenbelägen oder Hausschuhen die Ursache (FAZ 7.4.1999).

6.3.1 Bedeutung im Sport
Die Gleichgewichtsfähigkeit bildet bei sportlichen Handlungen einen leistungsentscheidenden Faktor. Ohne ihre Stabilität sind alle sportlichen Handlungen ernsthaft gefährdet. So sichert die Gleichgewichtsfähigkeit z.B. das Halten und Wiederherstellen des Gleichgewichts bei Balanceaufgaben und Körperdrehungen um die Längs- und Querachse bei Sportarten wie Turnen, Eislauf, Inlineskating, Paddeln, Rad fahren, Rudern, Klettern, Skilauf, in der Rhythmischen Sportgymnastik, beim Tanzen sowie beim Rempeln oder Stolpern in Sportspielen.

6.3.2 Bedeutung im Alltag
Die Erhaltung der Gleichgewichtsfähigkeit spielt in unterschiedlichen Alltagssituationen eine wichtige Rolle. Allein schon Stehen und Gehen sind ohne die Befähigung, das Gleichgewicht zu halten, nicht möglich, insbesondere dann, wenn zusätzliche Erschwerungen hinzukommen, z.B. Stehen in fahrenden Bussen und Bahnen, Gehen auf schmalen Graten, Tragen von Tabletts und von Geschirr, Aufheben von kleinen Gegenständen, Gartenarbeiten, Besteigen von Treppen, Leitern, Hockern und Stühlen, Drehungen um die eigene Achse.

Eine gut entwickelte Gleichgewichtsfähigkeit stellt die beste Sturzprophylaxe dar. Sie beugt Stürzen z.B. beim Ausrutschen und beim Stolpern vor. Schwindelzustände bei ungewohnten Bewegungen lassen sich verringern oder ganz verhindern.

6.4 Allgemeine Prinzipien zur Verbesserung der Gleichgewichtsfähigkeit

1. *Statische* Übungen wie Stehen auf verschiedenen Unterstützungsflächen (weich, hart, breit, schmal, hoch), insbesondere auf einem Bein; auch mit Knie- und Hüftbeugung.
2. *Dynamische* Übungen auf schmalen und/oder hohen Unterstützungsflächen im Wechsel, dabei Linie halten.
3. Geräte jonglieren, balancieren, dirigieren, halten (mit rechts und links).
4. Die optische Kontrolle variieren: Blick auf Gegenstände im Umfeld fixieren, Augen schließen, Beleuchtung verändern (auch im abgedunkelten Raum üben).
5. Das Gleichgewicht stören und wiederherstellen, Drehungen einlegen (links- und rechtsherum); aus der Bewegung abrupt zum Stehen kommen; den Körperschwerpunkt nach rechts/links verlagern.
6. Anpassung an äußere Kräfte (z.B. Trampolin, Wippen).
7. Gleichgewichtsübungen auf sich bewegenden Unterlagen.
8. Mit Zusatzaufgaben/-gewichten üben.
9. Üben nach Vorbelastung (nach Drehungen; nach anstrengendem Laufen; nach Hinsetzen – Aufstehen).

6.5 Praktische Übungen zur Förderung der Gleichgewichtsfähigkeit

Im Folgenden wurde versucht, den drei Formen der Gleichgewichtsfähigkeit spezifische Übungsformen zuzuordnen. In der Übungspraxis vermischen sich diese, was keineswegs nachteilig ist.

6.5.1 Förderung der statischen Gleichgewichtsfähigkeit

Aufgabe ist es, auf unterschiedlichen Unterstützungsflächen (z.B. schrägen Flächen/instabilem Untergrund) zu *stehen*. Die verschiedenen Übungen können beidbeinig oder im Einbeinstand ausgeführt und durch Hinzunahme von Aufgaben mit Handgeräten weiter erschwert werden. Es ist anzustreben, barfuß und mit Schuhen im Wechsel zu üben.

GLEICHGEWICHTSFÄHIGKEIT

➢ Tipp

- Eine *schräge Fläche* kann man konstruieren, indem man eine Langbank in eine Sprossenwand oder in ein Trapez einhängt oder die Langbank mit einem Ende auf einen Kastendeckel legt.
- Einen *instabilen Untergrund* erreicht man, indem man Gymnastikstäbe quer unter eine umgedrehte Langbank legt (Abb. 5) oder eine Langbank mit der breiten Seite in ihrem Mittelpunkt auf einen Kastendeckel legt (Wippe). Auch das Minitrampolin lässt sich nutzen.

Die statische Gleichgewichtsfähigkeit lässt sich schon im *Sitzen* fördern:
- Kopf- und Oberkörperbewegung von links nach rechts und von vorne nach hinten.
- Dabei die Augen schließen.
- Dabei Punkte, Linien, sich bewegende Gegenstände fixieren.
- Drehen des Rumpfes.
- Geräte balancieren.
- Sitzen auf einem Pezziball (Abb. 6).

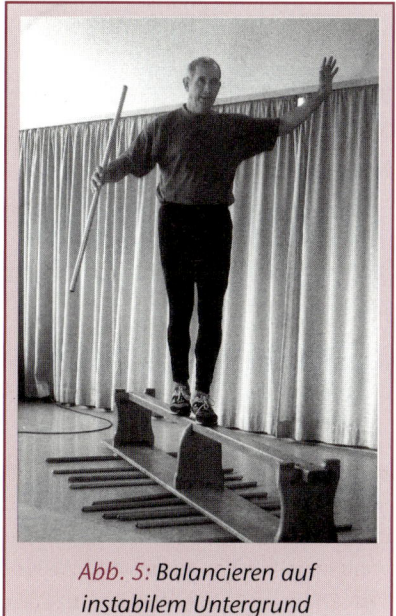

Abb. 5: Balancieren auf instabilem Untergrund

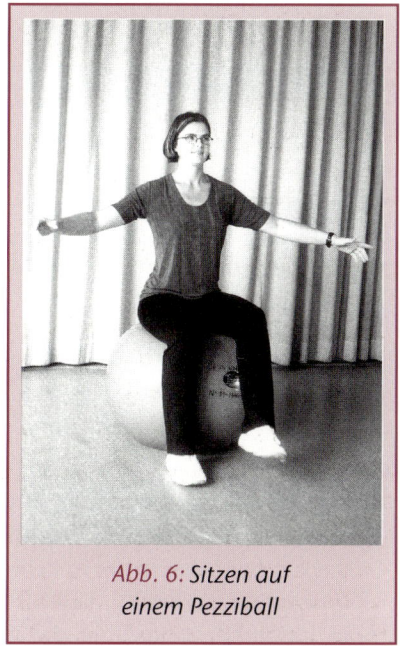

Abb. 6: Sitzen auf einem Pezziball

Die Übenden nehmen eine beidbeinige, später eine einbeinige Standposition ein. Es werden verschiedene Kopfbewegungen ausgeführt:
- Die Teilnehmer sollen den Kopf in unterschiedliche Richtungen neigen: nach vorne/zu den Seiten.
- Weiterhin werden die Arme in unterschiedliche Positionen gebracht, so nach vorne, zur Seite oder über den Kopf und jeweils für einige Sekunden gehalten.

Das Gleichgewicht soll auch bei erhöhtem Belastungspuls gefunden werden, z.B.:
- Stehen im Einbeinstand nach längerer Laufzeit.
- Zusätzlich die Augen schließen und die Position einige Sekunden halten.

Aufgaben auf *beiden* Beinen:
- Der Wechsel vom Stand in den Hockstand bedeutet für viele eine weitere Schwierigkeit.
- Im Wechsel von den Fußspitzen über den ganzen Fuß auf die Fersen abrollen und wieder zurück auf die Fußspitzen usw.

Die folgenden Übungen werden im Wechsel (links/rechts) auf *einem* Bein stehend ausgeführt:
- Die Übenden spreizen das unbelastete Bein leicht ab bzw. heben es an.
- Das Bein wird nach vorne, zur Seite oder rückwärts gespreizt und für wenige Sekunden gehalten.
- Mit dem Fuß des freien Beines Gegenstände vom Boden aufnehmen und wieder ablegen.

Die Übungen werden auf die individuellen Fähigkeiten der Teilnehmer abgestimmt. Um den Schwierigkeitsgrad für Geübte etwas zu steigern, werden folgende Vorschläge zur Variation der Übungen angeboten:
- Die Übungen sowohl mit offenen als auch mit geschlossenen Augen durchführen.
- Die Übungen mit unterschiedlichem Tempo ausführen.
- Die Unterlagen variieren: Hallenboden, schräge Fläche, zusammengerollte Gymnastikmatte (Abb. 7 siehe S. 53).
- Ein Bein auf der Matte, das andere auf dem Boden.

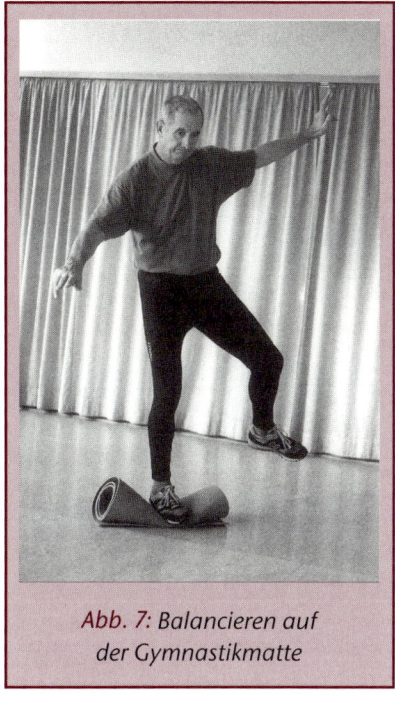

Abb. 7: Balancieren auf der Gymnastikmatte

Zu den statischen Gleichgewichtsübungen bieten sich auch *Partnerformen* oder *Gruppenübungen* an:

- Die Teilnehmer werfen sich sowohl beidbeinig als auch auf einem Bein stehend, einen Ball zu, jeder dem eigenen Leistungsvermögen entsprechend.
- Bei einer weiteren Übung wird Teilnehmer A zum „Baumstamm", Teilnehmer B tippt ihn vorsichtig von verschiedenen Seiten an und versucht, ihn aus dem Gleichgewicht zu bringen. Die Übung kann ebenfalls im Einbeinstand durchgeführt werden.

Die Gruppe bildet einen engen *Kreis*: Eine Person stellt sich in die Mitte und macht sich steif wie ein Brett (spannt ihre gesamte Muskulatur an). Wie ein Stehaufmännchen wird der Übende im Kreis „herumgereicht".

6.5.2 Förderung der dynamischen Gleichgewichtsfähigkeit

Übungen zur Störung und Wiederherstellung des Gleichgewichtes durch Kopfbewegungen *im Sitzen:*

- Die Teilnehmer sollen den Kopf langsam nach vorne und hinten neigen (den Kopf allerdings nur leicht in den Nacken legen, weil Schwindelgefahr besteht!).
- Den Kopf langsam von rechts nach links bewegen (eventuell können die Teilnehmer dabei auch die Augen schließen).
- Die Teilnehmer beugen den gesamten Rumpf nach vorne und hinten sowie nach rechts und links. Von hier dann zum „halben" Armkreisen übergehen (die Hände an die Schultern legen).
- Armkreisen mit langen Armen (sofern dies im Schultergürtel möglich ist).
- Die Arme können locker geschwungen werden bis hin zum Mühlkreisen.

BEWEGUNGSKOORDINATION

Übungen *im Stehen:*
- Den Rumpf nach links, rechts verlagern (bis ein Ausfallschritt nötig wird).
- Den Rumpf kreisen lassen.
- Einen Ball hinzunehmen und unter dem abgespreizten Bein hin- und herprellen, unter dem Knie durchführen, von links nach rechts zügig übergeben, hochwerfen und wieder auffangen. Er kann auch um die Hüfte kreisen.
- Den unbelasteten Fuß auf einen Tennisball stellen und diesen in verschiedene Richtungen rollen (z.B. Achterrollen).
- Am Boden auch Bewegungen ohne den Ball ausführen: mit dem freien Fuß werden z.b. Zahlen oder der eigene Vor- oder Nachname geschrieben, ein Gesicht gemalt, die Schuhe gebunden oder Schwünge ausgeführt.
- Beim Schwingen des Beines mit steigenden Amplituden von vorne nach hinten oder zur Seite einen Tennisring unter dem Bein durchreichen.
- Ein Bohnensäckchen (Tennisring) mit dem Fuß möglichst weit nach rechts, links, vorne und hinten schieben und wieder heranholen.

Während der Ausführung der Übungen Punkte, Linien oder sich bewegende Gegenstände fixieren.

Die folgenden Übungen sollten erst einmal in beidbeiniger Form angeboten werden. Einige Teilnehmer werden vielleicht hier schon Gleichgewichtsprobleme haben und sollten im Folgenden bei allen weiteren Übungen die jeweils einfache Form beibehalten können:
- Gehen (laufen) auf Linien, Latten, Seilen oder Turnbänken (auch schräg gestellt) (Abb. 8 siehe S. 55).
- Gehen auf zwei Bänken nebeneinander: Begegnungsverkehr, Bankwechsel (Abb. 9 siehe S. 55).
- Vorwärts und rückwärts gehen/laufen.
- Seitwärts gehen, vorwärts und rückwärts übersetzen.
- Halbe (ganze) Drehung einlegen.
- Augen schließen beim Gehen auf Linien.
- Hindernisse umgehen; übersteigen; auch Richtungswechsel.
- Gehen oder laufen und plötzlich stehen bleiben (auch auf einem Bein) bzw. plötzlich den Schwerpunkt durch Strecken oder Hocken verlagern.
- Bei jedem (2., 3.) Schritt die Knie zum Oberkörper heranziehen.
- Die Teilnehmer sollen auf einer schrägen Fläche stehen bzw. gehen (z.B. ein Bein auf einer Matte, das andere auf dem Boden).

GLEICHGEWICHTSFÄHIGKEIT

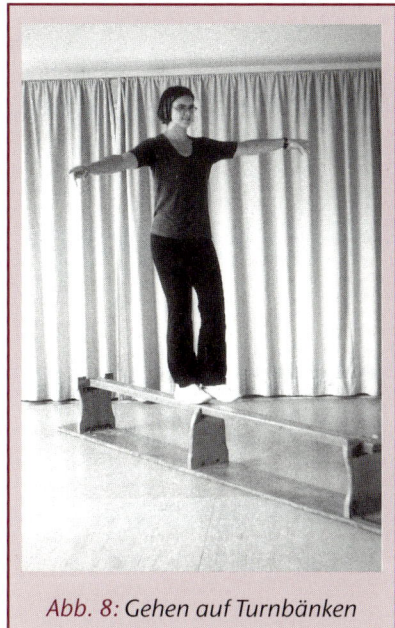

Abb. 8: Gehen auf Turnbänken

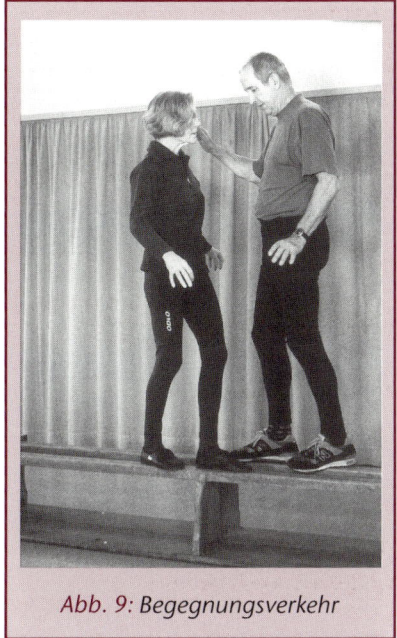

Abb. 9: Begegnungsverkehr

- Die Teilnehmer gehen durch Gymnastikreifen, die in unterschiedlichen Abständen auf dem Boden hintereinander liegen. Dabei soll jeder Schritt in den nächsten Reifen erfolgen.
- Die Teilnehmer gehen vorwärts, rückwärts, seitwärts oder im Zickzackschritt sowie auf Zehenspitzen und balancieren ein Bohnensäckchen, eine Frisbeescheibe oder ein Buch auf dem Kopf.
- Die Übenden steigen durch einen Gymnastikreifen, den sie mit den Händen führen (Abb. 10 siehe S. 56).
- Die Teilnehmer prellen einen Ball von rechts nach links und verlagern dabei ihr Körpergewicht entsprechend von rechts nach links.
- Sie steigen in einen liegenden Gymnastikreifen und bleiben auf einem Bein stehen.
- Die Übenden steigen mit einer Viertel-, halben oder ganzen Drehung zurück an den Ausgangsplatz.
- Die Übenden sollen mit einem Luftballon, Tuch oder Tennisball jonglieren: es kann mit beiden Händen gleichzeitig oder mit jeweils einer Hand hochgeworfen und aufgefangen, von der rechten Hand über Kopf in die

BEWEGUNGSKOORDINATION

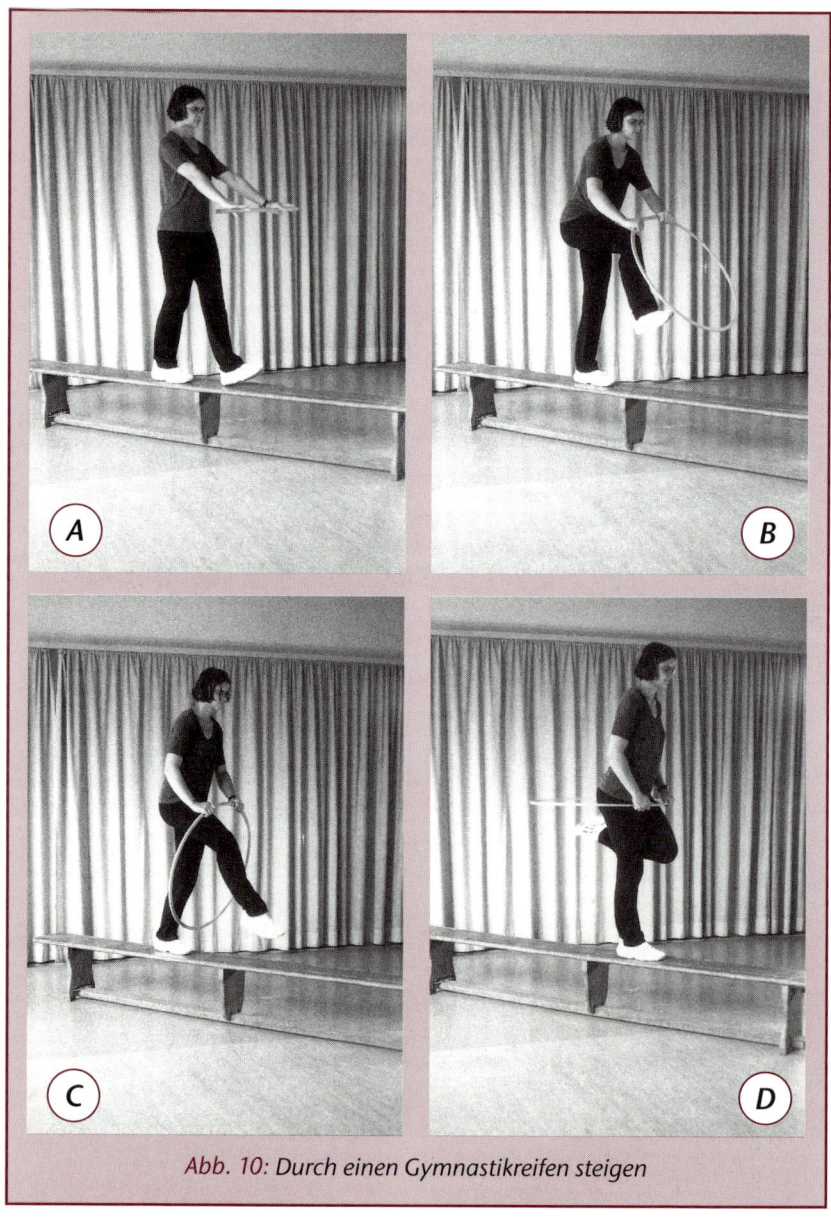

Abb. 10: Durch einen Gymnastikreifen steigen

GLEICHGEWICHTSFÄHIGKEIT

linke Hand geworfen oder hinter dem Rücken über den Kopf nach vorne geworfen werden.
- Die Übenden gehen auf einer (umgedrehten) Langbank und spielen sich mit dem Partner dabei ständig einen Ball zu.

Auf schrägen Flächen balancieren, dabei
- Tennisringe, Medizinbälle übersteigen.
- eine Frisbeescheibe auf dem Kopf balancieren.

Die einzelnen Varianten oder die plötzlichen Veränderungen der Bewegung mit Signaltönen wie Trommeln oder Pfeifen deutlich machen.

Zusatzanforderungen
Die Übungen dadurch erschweren,
- dass die Teilnehmer während der Übungsausführung zusätzlich um Hindernisse herum oder darüber steigen sollen.
- dass sie ständig die Richtung wechseln sollen.
- dass sie balancieren und dabei singen/zählen/rechnen/Bälle fangen.
- dass sie paarweise hüpfen, sich drehen, gehen (vorwärts, rückwärts usw.).
- dass sie sich um die Längsachse drehen (im Stehen, Liegen, Gehen) und danach etwas üben.
- dass sie ihre Schrittlänge variieren.

Partnerübungen

„Abbacken"
Die Übenden stehen sich im Abstand von 3-4 m gegenüber. Einer von beiden versucht, den auf einer begrenzten Fläche (Markierung) stehenden Partner (dessen Arme) mit einem leichten Gegenstand (z.B. einem Schaumstoffball) zu treffen. Dieser darf beim Ausweichen den Standpunkt nicht verlassen.
- Ein Übender versucht, einen Schaumstoffball durch den vom Partner gehaltenen Reifen zu werfen, wobei der Partner durch Bewegen des Reifens hilft.
- Zwei Bänke stehen nebeneinander. Die Teilnehmer gehen, jeweils am anderen Ende der Bänke beginnend, über ihre Bank und wechseln in der Fortbewegung hinüber zur anderen Bank.
- Die Teilnehmer führen im Gehen über eine Bank halbe oder ganze Drehungen aus.
- Die Teilnehmer gehen über eine schräg gestellte Turnbank (z.B. in eine Sprossenwand eingehängt).

- Zusätzlich balancieren die Übenden z.B. Bälle oder Stäbe oder übersteigen Hindernisse, z.B. Ringe oder Reifen.
- In der Dreiergruppe steigt ein Übender (mit Hilfe) auf einen Medizinball. Er soll das Gleichgewicht halten, dabei
  - die Augen schließen.
  - auf einem Bein stehen.
  - das andere Bein bewegen.
  - sich auf den Medizinball setzen, Beine hochhalten.

„Eiertanz"
Medizinbälle werden unter eine Weichbodenmatte gelegt. Ein (oder mehrere) Teilnehmer gehen auf diese Matte und werden von Umherstehenden, die etwas an der Matte rütteln, ins Wanken gebracht.

6.5.3 Förderung der Objektgleichgewichtsfähigkeit
Im Mittelpunkt stehen Balanceübungen mit unterschiedlichen Handgeräten:

Bälle, Luftballons, Doppelklöppel, Tücher, Keulen, Gymnastikstab, Tischtennisschläger, Tennisschläger, Bohnensäckchen, Stab, Frisbeescheiben, Becher auf Tablett, Bierdeckel, Tennisringe, Unihockschläger.

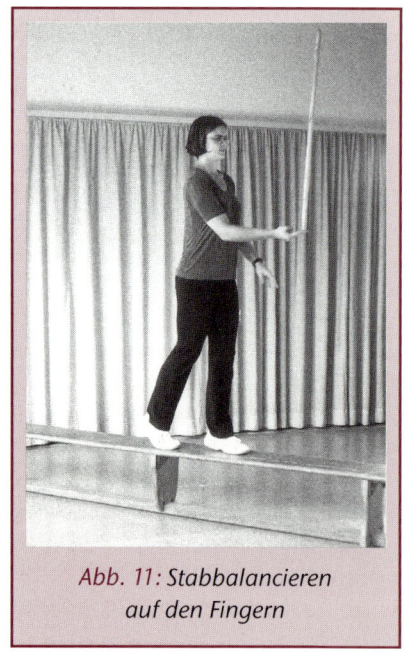

- Auf dem Kopf balancieren.
- Auf den einzelnen Fingern balancieren (Abb. 11).
- Senkrecht auf der Handfläche balancieren.
- Auf dem Handrücken balancieren.
- Senkrecht auf einzelnen Fingern stehend balancieren.
- Auf dem Fuß balancieren.
- Auf dem Knie balancieren.
- Auf der Stirn balancieren.
- Auf einer Weichbodenmatte gehen und Geräte auf dem Kopf balancieren.

Abb. 11: Stabbalancieren auf den Fingern

GLEICHGEWICHTSFÄHIGKEIT

- Balancieren, dabei hinsetzen, aufstehen und weitergehen, dabei langsam um die eigene Achse drehen.
- Luftballon, Tennisball (und andere Bälle) oder Bohnensäckchen hochwerfen und fangen.
- Mit einer Hand (von oben, von unten) fangen.
- Von der linken in die rechte Hand werfen.
- Hinter dem Rücken über den Kopf nach vorne werfen.
- Rollenden Ball auf einer Linie dirigieren, auch mit Hilfe eines Stabes, eines Unihockschlägers.
- Jonglieren mit zwei Bällen erlernen (Abb. 12).

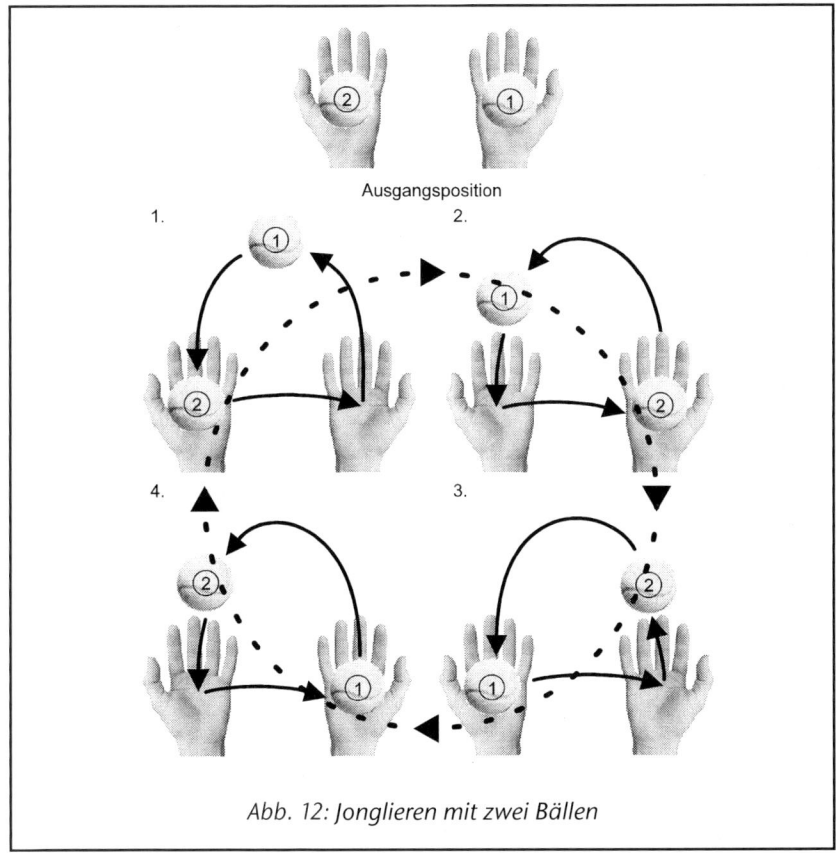

Abb. 12: Jonglieren mit zwei Bällen

„Ballprellen und Stabbalancieren"
Während ein Stab auf den Fingern balanciert oder ein Ball im Gehen geprellt wird, sollen die Teilnehmer z.B. einen Bierdeckel, eine Frisbeescheibe, einen Tennisring oder ein Bohnensäckchen auf dem Kopf balancieren, dabei
- sich setzen
- sich legen.

Übungen zum statischen und dynamischen Gleichgewicht lassen sich mit Übungen zum Objektgleichgewicht kombinieren, z.B. können alle Übungen auf Turnbänken, Matten usw. ausgeführt werden.

6.6 Diagnostik der Gleichgewichtsfähigkeit

Im Folgenden werden für die drei Bereiche der Gleichgewichtsfähigkeit (statische Gleichgewichtsfähigkeit, dynamische Gleichgewichtsfähigkeit, Objektgleichgewichtsfähigkeit) je zwei Tests beschrieben, die sich insbesondere auch mit älteren und ungeübten Teilnehmern durchführen lassen.

6.6.1 „Einbeiniges Schwebestehen"

Quelle:
FETZ, F./KORNEXL, E. (1973): Praktische Anleitungen zu sportmotorischen Tests. Frankfurt/Main: Limpert, S. 66.

Testziel:
Testen der statischen Gleichgewichtsfähigkeit in aufrechter Stellung.

Testbeschreibung:
Die Testperson steht mit dem Fuß auf einer 2 cm breiten und 10 cm hohen Brettkante, die Arme sind im Hüftstütz. Auf ein Zeichen des Versuchsleiters hebt sie das Spielbein vom Boden ab und versucht, möglichst lange auf dem Standbein auf der Brettkante zu stehen; dabei darf weder der Hüftstütz gelöst noch der Boden mit dem anderen Bein berührt werden.

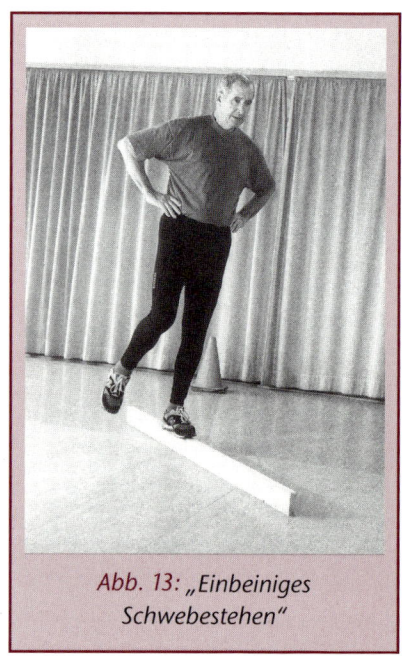

Abb. 13: *„Einbeiniges Schwebestehen"*

Messverfahren:
Notiert wird die Zeit vom Startzeichen bis zum Lösen des Hüftstützes, bis zum Kontaktverlust mit dem Brett oder bis zur Bodenberührung in ganzen Sekunden. Nach 60 Sekunden wird ein Versuch abgebrochen. Insgesamt stehen den Testpersonen drei Versuche zur Verfügung. Aus den beiden Besseren wird das arithmetische Mittel gebildet. Die Testpersonen werden barfuß getestet! Mehrere Vorversuche sind nötig.
Fehler: Zu spätes Anheben des Beines nach dem Startkommando/Lösen des Hüftstützes.

Modifizierungsmöglichkeiten:
Die Unterstützungsfläche von 2 cm wird sich bei Ungeübten meist als zu schmal erweisen. Deshalb sollte man – je nach Leistungsvermögen der Teilnehmer – auf breitere (niedrigere) Bretter ausweichen. Die Aufgabe wird mit links und rechts im Wechsel (je dreimal) durchgeführt.

Mess-/Testgeräte:
Balken, Brett oder Ähnliches, Stoppuhr.

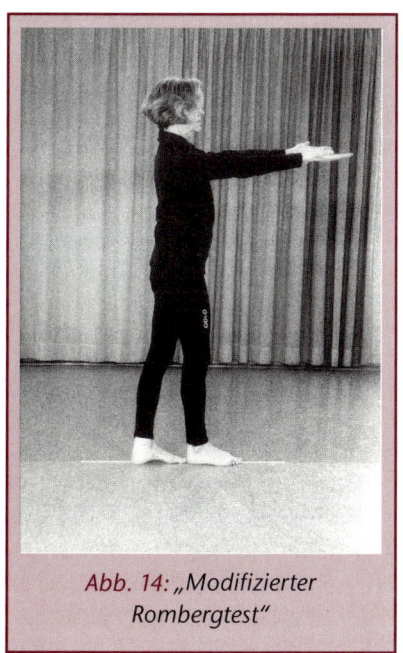

Abb. 14: „Modifizierter Rombergtest"

6.6.2 „Modifizierter Rombergtest"

Quelle:
STARISCHKA, S./HELLWING, W. (1991): Anwendungsaspekte sportwissenschaftlicher Forschung. Erlensee: SFT-Verlag, S. 159.

Testziel:
Ermittlung der statischen Gleichgewichtsfähigkeit.

Testbeschreibung:
Die Testperson führt nacheinander *vier Teilaufgaben* mit steigendem Schwierigkeitsgrad aus. Die Übungen sollen in der angegebenen Reihenfolge und ohne Schuhe ausgeführt werden:
1. Die Testperson steht in Grundstellung (Füße zusammen). Die Arme befinden sich gestreckt in Vorhalte, die Handflächen zeigen nach oben.

Sobald die Testperson sicher steht, soll sie versuchen, das Gleichgewicht für einen Zeitraum von zehn Sekunden zu halten.
2. Wie Aufgabe 1, aber mit *geschlossenen Augen*.
3. Die Testperson stellt sich so auf eine Linie, dass die Füße hintereinander stehen. Dabei soll die Ferse des vorderen Fußes die Zehen des hinteren Fußes berühren. Die Augen bleiben geöffnet. Armhaltung und Durchführung des Tests entsprechen den vorhergehenden Übungen.
4. Wie Aufgabe 3, aber mit *geschlossenen Augen*.

Messverfahren:
Jede Teilaufgabe gilt als geschafft, wenn die Testperson das Gleichgewicht für den Zeitraum von jeweils zehn Sekunden halten kann. Für jede Teilaufgabe wird die Zeit (auf die Zehntelsekunde genau) registriert, in der die Testperson das Gleichgewicht halten kann. Die Addition der Zeiten der beiden letzten Versuche bildet das Testergebnis.
Fehler: Veränderung der Fußstellung, Absenken der Arme, Öffnen der Augen.

Mess-/Testgeräte:
Stoppuhr, Bodenmarkierungen.

6.6.3 „Schwebegehen"

Quelle:
FETZ, F./KORNEXL, E. (1973): Praktische Anleitungen zu sportmotorischen Tests. Frankfurt/Main: Limpert, S. 68.

Testziel:
Erfassung des dynamischen Gleichgewichtes.

Testbeschreibung:
Die Testperson steht mit beiden Beinen am Ende einer umgekehrten Langbank auf dem Balken (Steg). Sie stützt sich vor dem Startzeichen zur Erhaltung des Gleichgewichtes auf den Schultern eines daneben stehenden Partners auf und stellt ihren vorderen Fuß unmittelbar hinter die Startmarkierung (Klebeband). Nach dem Startzeichen des Versuchsleiters löst die Testperson die Partnerberührung und versucht, auf dem Balken zur anderen Markierung zu gelangen, hinter dieser umzukehren (ohne die Querstützfläche zu berühren) und wieder zum Ausgangspunkt zurückzukehren. Diese Strecke soll möglichst oft zurückgelegt werden. Bei Berühren des Bodens bzw. ande-

GLEICHGEWICHTSFÄHIGKEIT

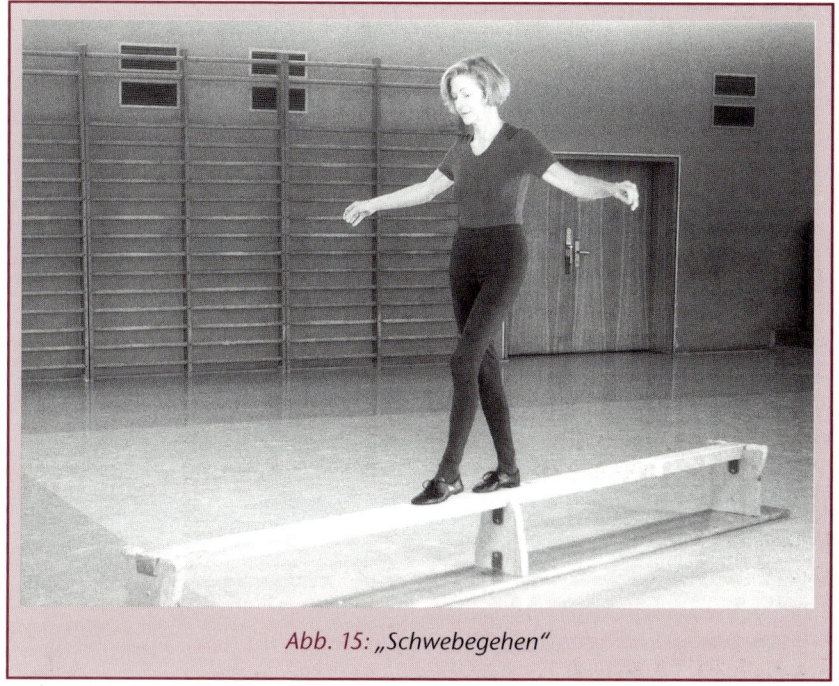

Abb. 15: „Schwebegehen"

rer Teile der Langbank oder Verlassen der Langbank gilt der Versuch als beendet. Gemessen wird die Strecke, die von dem Probanden ordnungsgemäß zurückgelegt wird (vom Start bis zur Abgangsstelle auf dem Balken bis 0,5 m Genauigkeit). Nach 45 Sekunden wird der Versuch beendet.

Messverfahren:
Einige Vorversuche; drei Versuche, aus denen dann das arithmetische Mittel errechnet wird. Der Test wird barfuß durchgeführt!
Fehler: Ungenaues Messen der zurückgelegten Strecke; Umkehren vor der Wendemarke; Berühren der Querstützfläche beim Umkehren.

Modifizierungsmöglichkeiten:
Balancieren mit Turnschuhen.

Mess-/ Testgeräte:
Große Langbank/Stoppuhr
Die Teststrecke (von der Start- zur Umkehrmarkierung) liegt in der Mitte der Langbank und beträgt 2 m. Markierungen mittels Klebeband alle 50 cm.

6.6.4 „Zonengehen"

Quelle:
KIRCHNER, G./ROHM, A./WITTEMANN, G. (Hrsg.) (1998): Seniorensport: Theorie und Praxis. Aachen: Meyer & Meyer, S. 180.

Testziel:
Erfassung des dynamischen Gleichgewichtes.

Testbeschreibung:
Die Testperson balanciert vorwärts gehend bzw. rückwärts gehend, ohne zu verweilen. Die Hände befinden sich dabei in Hüfthalte:

1. Balancieren *vorwärts* mit Breite 25 cm.
2. Balancieren *vorwärts* mit Breite 20 cm.
3. Balancieren *vorwärts* mit Breite 15 cm.
4. Balancieren *rückwärts* mit Breite 25 cm.
5. Balancieren *rückwärts* mit Breite 20 cm.
6. Balancieren *rückwärts* mit Breite 15 cm.

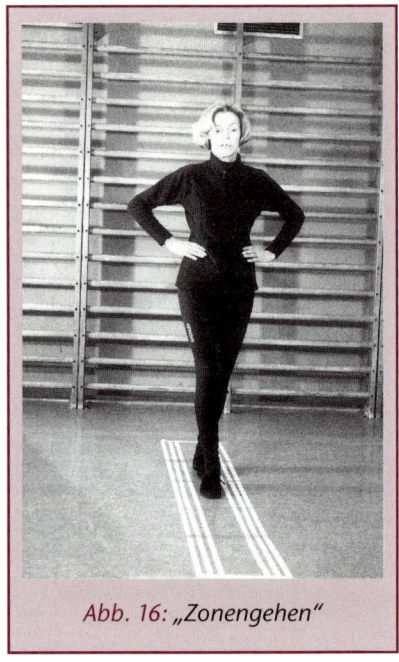
Abb. 16: „Zonengehen"

Messverfahren:
Der Weg durch jede Zone wird einmal zurückgelegt. Die Anzahl der Fehler wird addiert.
Fehler: Fuß übertritt die seitliche Markierung einer Zone, eine oder beide Hände werden von der Hüfte gelöst, die Testperson verlässt die Zone. Bei einem Fehler ist die Übung beendet und die Testperson beginnt mit der nächsten Übung.

Mess-/Testgeräte:
2 m lange Laufflächen mit je fünf Zonen unterschiedlicher Breite (15, 20 und 25 cm) und gleicher Länge (40 cm) aus Klebeband.

GLEICHGEWICHTSFÄHIGKEIT

6.6.5 „Ballbalancieren mit der Hand"

Quelle:
STARISCHKA, S./HELLWING, W. (1991): Anwendungsaspekte sportwissenschaftlicher Forschung. Erlensee: SFT-Verlag, S. 160.

Testziel:
Ermittlung der Objektgleichgewichtsfähigkeit.

Testbeschreibung:
Die Testperson sitzt auf einem Stuhl und hält mit der nichtdominanten Hand einen Volleyball auf dem Handrücken der zur Faust geballten dominanten Hand fest. Der Arm ist gestreckt und wird horizontal gehalten. Der Versuchsleiter stoppt auf Zehntelsekunden genau die Balancedauer zwischen dem Lösen der nichtdominanten Hand und dem Abrollen des Balles vom Handrücken bzw. dem Berühren des Balles mit anderen Körperteilen oder einer Veränderung der Armstellung.

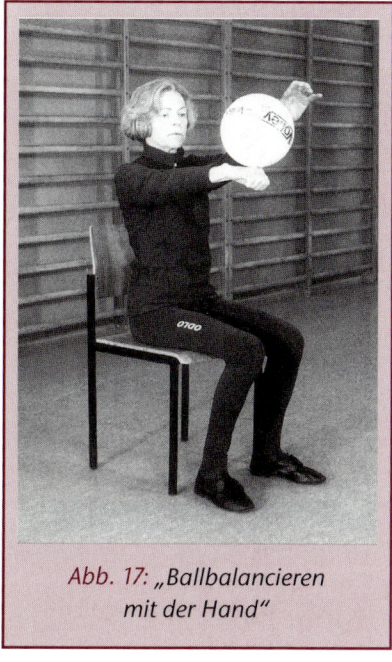

Abb. 17: „Ballbalancieren mit der Hand"

Messverfahren:
Drei Versuche werden durchgeführt. Als Testleistung wird das arithmetische Mittel der beiden besseren Versuche vermerkt. Ein Versuch wird nach 30 Sekunden abgebrochen.

Mess-/Testgeräte:
Volleyball, Stoppuhr, Stuhl.

6.6.6 „Stabbalanciertest"

Quelle:
FETZ, F./KORNEXL, E. (1978): Praktische Anleitungen zu sportmotorischen Tests. Berlin – München – Frankfurt/Main: Verlag Bartels & Wernitz, S. 75.

Testziel:
Ermittlung der Objektgleichgewichtsfähigkeit.

Testbeschreibung:
Die Testperson hat die Aufgabe, im Grätschsitz mit Zeige- und Mittelfinger der rechten (linken) Hand einen Gymnastikstab zu balancieren, ohne die Beine vom Boden abzuheben. Wenn die Testperson „fertig" sagt, beginnt der Test mit dem Zeichen „los" des Versuchsleiters. Jede Testperson hat nach einigen Vorversuchen vier Versuche mit der rechten und vier Versuche mit der linken Hand.

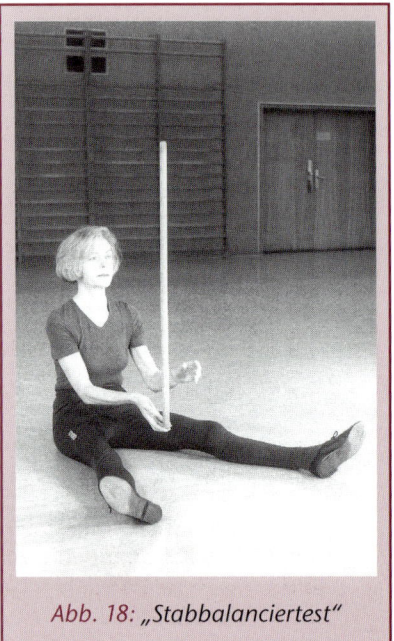

Abb. 18: „Stabbalanciertest"

Messverfahren:
Notiert wird das arithmetische Mittel der beiden mittleren Balancierzeiten jeder Hand in Sekunden. Als Balancierzeit gilt die Dauer des Stabbalancierens vom Signal „los" bis zum Niederfallen (Bodenberührung, Körperberührung) des Stabes. Nach 60 Sekunden wird ein Versuch abgebrochen.

Modifizierungsmöglichkeiten:
Balancieren im Stand, zusätzliche Versuche.

Mess-/Testgeräte:
Stoppuhr, Gymnastikstab.

7 Antizipationsfähigkeit

Wenn ein Radweg auf eine viel befahrene Straße zuführt, setzt ein Radfahrer schon frühzeitig vor der Kreuzung seine Geschwindigkeit herab und verhält sich bremsbereit, *antizipiert* also die Verkehrssituation „Kreuzung", um nicht – und dann unter Umständen zu spät – kurzfristig *reagieren* zu müssen.

7.1 Definition

Antizipationsfähigkeit ist die Fähigkeit ...

... künftige Situationen zu erahnen.

... sich auf künftige, feststehende oder bewegte Situationen oder festgelegte oder bewegte Gegenstände schon im Voraus einzustellen.

Ziele, Abläufe und Ergebnisse von Bewegungshandlungen sowie mögliche Situationsveränderungen werden als wahrscheinlich eintretende Ereignisse mental vorweggenommen.

7.2 Biologische Grundlagen

Die Antizipationsfähigkeit ermöglicht einen Vorgriff auf die Zukunft bzw. eine Vorausnahme des zukünftig Erforderlichen (PÖHLMANN 1994, 169). So gesehen, ist Antizipationsfähigkeit nicht bloß an gute Wahrnehmungsleistungen (optisch, akustisch, taktil, kinästhetisch) gebunden; entscheidend ist die Fähigkeit, die aufgenommenen Informationen auf das Bewegungsziel hin optimal zu interpretieren und erforderliche Entscheidungen auch im Hinblick auf die Abstufbarkeit der Kraft zügig zu treffen. Damit ist Antizipationsfähigkeit im Zusammenhang mit dem vorhandenen Erfahrungsschatz und dem schlussfolgernden Denken einer Person zu sehen.

7.3 Die Bedeutung der Antizipationsfähigkeit

Antizipationsfähigkeit als die Fähigkeit, Signale und Signalkombinationen so zu deuten, dass mentale Ereignis-Vorhersagen möglich werden, dient als wichtiges Hilfsmittel, komplexe, sich schnell verändernde Situationen recht-

BEWEGUNGSKOORDINATION

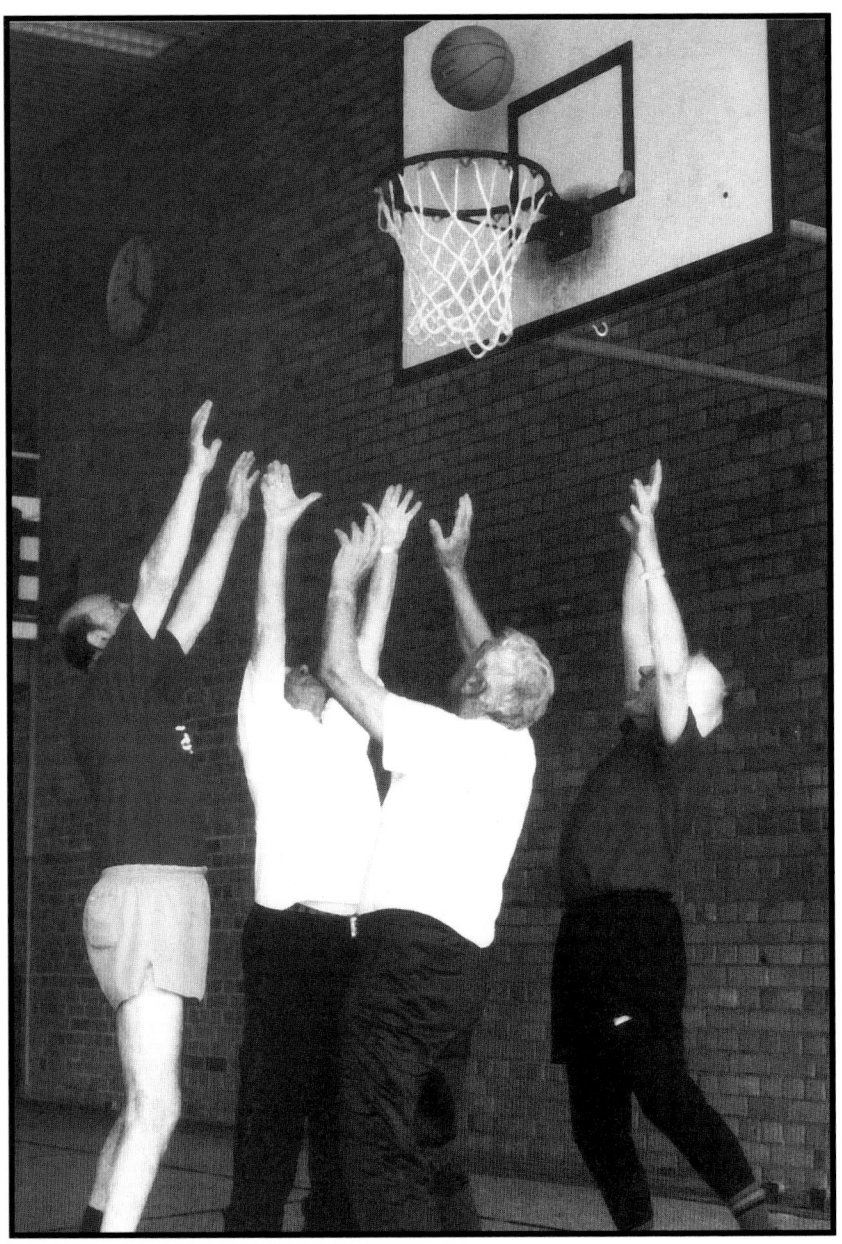

zeitig zu analysieren und entsprechende räumlich und zeitlich abgestimmte Handlungsmuster bereitzustellen. Dies gilt gleichermaßen für den Sport wie für den Alltag. Antizipationsfähigkeit zählt deshalb zu Recht als grundlegendes Element jeglicher Bewegungsregulation.

7.3.1 Bedeutung im Sport

Die Antizipationsfähigkeit verhilft dem Sporttreibenden, künftige Situationen im Geist vorwegzunehmen, sich somit rasch auf wahrscheinlich eintretende Umstände vorzubereiten und entsprechend zieladäquat und zweckgerichtet zu handeln.

Bei Rückschlagspielen kommt es zum Beispiel nur dann zu längeren Ballwechseln, wenn beide Partner nicht bloß reagieren, sondern antizipieren können. Sie sehen die kommende Spielentwicklung voraus und gewinnen dadurch Zeit für die jeweils richtige Entscheidung. Der erfolgreiche Torwart antizipiert die Ecke, in die der Ball gehen wird. Sportspieler passen den Ball „antizipierend" in den Laufweg des Mitspielers. Beim Hürdenlauf muss der Schrittrhythmus vor der Hürde rechtzeitig auf das Hindernis abgestimmt werden (insbesondere beim 400-m-Hürden- oder beim 3000-m-Hindernislauf). Der Weitspringer muss den Absprungbalken antizipieren, der Staffelläufer das Tempo des ankommenden Partners.

7.3.2 Bedeutung im Alltag

„Reagieren ist gut, antizipieren ist besser!" Diese Devise gilt nicht nur für den Sport, sondern häufig auch im Alltag. Schon das Umgehen und Überwinden kleinerer Hindernisse wie Pfützen, Zweige, Steine, Hundekot, Gräben usw. beim Spazierengehen erfordert Antizipationsfähigkeit. Sich bewegende, zum Beispiel zugereichte Gegenstände zu ergreifen, kann ohne Probleme nur gelingen, wenn rechtzeitig antizipiert wird. Im Straßenverkehr, z.B. beim Ausweichen, Überholen und Queren, bedeutet eine gute Antizipationsfähigkeit stets ein Mehr an Sicherheit.

7.4 Allgemeine Prinzipien zur Verbesserung der Antizipationsfähigkeit

1. Zielhandlungen mit variierenden Zielen (z.B. Zielwürfe, Zielstöße).
2. Zielhandlungen mit variierenden Ausgangsbedingungen (z.B. Abstände, Höhen).
3. Koordinierung der eigenen Bewegungen mit den Bewegungen und Rhythmen von Partnern bzw. Gegnern und zwar identisch, gegengleich, ausweichend oder durch Einholen und Überholen.
4. Überwinden sich bewegender Gegenstände, diesen ausweichen bzw. sie an einer bestimmten Stelle einholen.

7.5 Praktische Übungen zur Förderung der Antizipationsfähigkeit

Wir beginnen mit dem Überwinden kleinerer Hindernisse:
- Die Teilnehmer wechseln die Hallenseiten, ohne auf die vorhandenen Spielfeldmarkierungen zu treten (gehen, laufen, auch seitwärts und rückwärts).
- Ohne dabei den Geh-/Laufrhythmus zu unterbrechen.
- Seitenwechsel über eine (mehrere) am Boden liegende Zauberschnur (Zauberschnüre) hinweg.
- Im „Gegenverkehr" wird es schon sehr schwierig, vor allem rückwärts.
- Seitenwechsel über bewegte Hindernisse, z.B. über eine Zauberschnur, die von zwei Helfern langsam in Richtung der Übenden gezogen wird.
- Ohne Stopp weichen wir Bällen oder Reifen (verschiedener Art) aus, die von Helfern über die Übungsfläche (in verschiedene Richtungen) gerollt werden.

„Zielwürfe auf rollende Bälle"
Die Teilnehmer versuchen, mit Bällen unterschiedlicher Größe in einigen Metern Abstand vor ihnen (in verschiedene Richtungen) rollende Bälle zu treffen.

„Zielwürfe auf Bälle in der Luft"
Ein Partner wirft einen Ball senkrecht hoch, der andere versucht, diesen in der Luft zu treffen.

„Pendelzielwürfe"
Ein Medizinball und andere Bälle werden, in einem Ballnetz an Basketballkörben oder ähnlichen Gegenständen befestigt und hin- und herbewegt.
- Die Teilnehmer versuchen, das Pendel ihrer Wahl mit Bällen (Bohnensäckchen, Moosgummibällen, Tennisringen) unterschiedlicher Größe zu treffen (Abb. 19).
- Die Übenden versuchen dasselbe mit variierten Ausgangspositionen (aus dem Stand, aus dem Sitzen, mit rechts oder links).
- Auf einem Bein stehend werfen.
- Seitwärts stehend werfen (Drehwurf).
- Rückwärts über den Kopf werfen.
- Die Teilnehmer versuchen, das Pendel aus unterschiedlichen Entfernungen zu treffen.

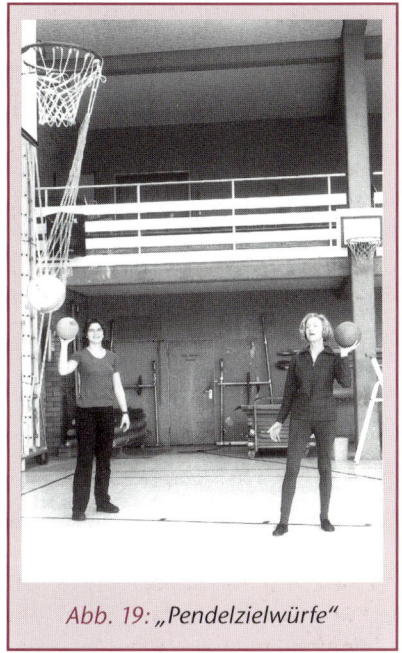

Abb. 19: „Pendelzielwürfe"

„Schattenlaufen"
- Die Teilnehmer bilden Paare und stellen sich hintereinander auf. Der Vordermann gibt bestimmte Übungen oder Schritte vor und der hinter ihm gehende Partner versucht, dessen Bewegungen möglichst sofort und genau zu kopieren.
- Die Partner gehen hintereinander. Dem Vordermann wird ein Seilchen um die Taille gelegt. Der Hintermann fasst die Seilenden. Beide gehen (laufen) im gleichen Tempo gemeinsam umher. Das Seil immer straff halten!

„Stopp den Ball"
Die Teilnehmer sollen einen Ball mit der Fußsohle wegrollen, dem Ball nachlaufen und ihn an einer vorher festgelegten Stelle (Zone oder Linie) mit der Fußsohle (mit der Hand, mit beiden Händen) stoppen:
- Vom Partner zugerollte Bälle stoppen.
- Vom Partner zugeworfene Bälle fangen.
- Zugerollte Bälle stoppen und zurückwerfen.
- Auch mit links, rechts und links im Wechsel.

„Irrgarten"
Die Übenden gehen auf den am Hallenboden angebrachten Spielfeldmarkierungen und sollen entgegenkommenden Partnern rechtzeitig ausweichen, indem sie auf andere Linien abbiegen.

„Zum richtigen Zeitpunkt starten"
Eine Zauberschnur wird von zwei Helfern langsam geschwungen, sodass sie auf dem Boden gerade noch aufschlägt. Die Übenden unterqueren das Seil, wenn es im Zenit ist. Die Teilnehmer finden sich in Dreiergruppen zusammen. Je zwei Teilnehmer schwingen ein Sprungseilchen, sodass es auf dem Boden aufschlägt:
- Der Dritte läuft mehrmals unter dem Seil hindurch (Abb. 20).
- Alle schwingenden Seile sollen möglichst ohne Halt gequert werden.

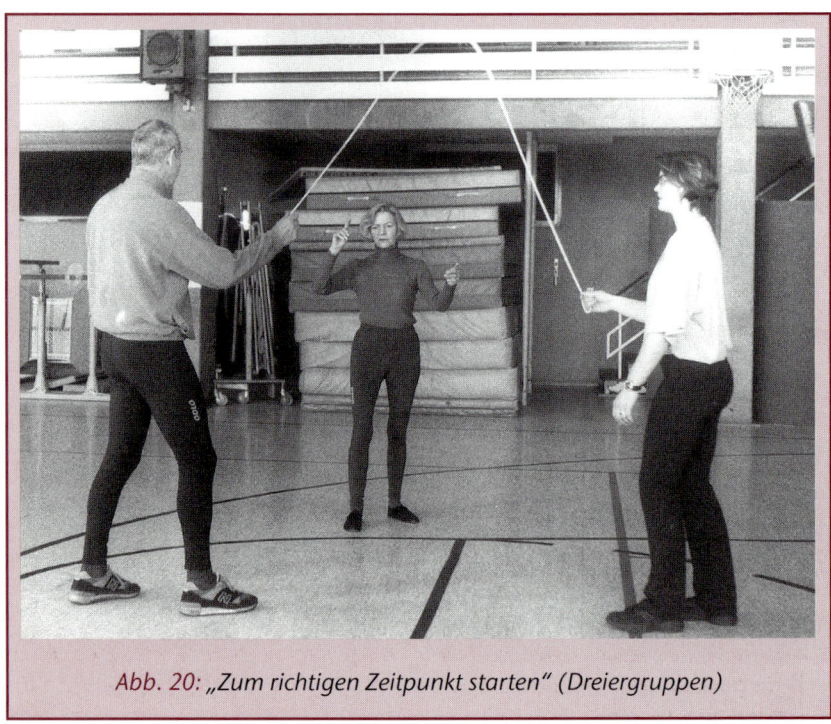

Abb. 20: „Zum richtigen Zeitpunkt starten" (Dreiergruppen)

„Volleyball"
Immer zwei Teilnehmer spielen sich einen Wasserball, eine Frisbeescheibe oder einen Luftballon durch Pritschen (und Baggern) zu sowie durch normales Werfen und Fangen.

„Passt" – „Passt nicht"
- Jeder Teilnehmer hat zu Beginn eine Keule in der rechten Hand. Alle laufen nun durcheinander und versuchen, ihre Keule mit jemandem zu tauschen. Es kann nur getauscht werden, wenn es „passt", das heißt, wenn sich die Keulen in der jeweils gleichen Hand befinden.
- Die Übenden haben unterschiedliche Handgeräte und tauschen nur gleiche (oder nur verschiedene) Geräte.
- Die Übenden sind durch unterschiedliche Parteibänder (2, 3, 4 Farben) gekennzeichnet. Nur mit Partnern gleicher Farbe (oder mit bestimmter anderer Farbe) darf getauscht werden.
- Nur gleiche Farbe und gleiche Geräte passen zusammen.
- Nur unterschiedliche Farben und gleiche Geräte werden getauscht.
- Nur unterschiedliche Farben und unterschiedliche Geräte dürfen den Besitzer wechseln.

„Handgeräte auffangen"
Die Übenden haben unterschiedliche Handgeräte in den Händen und lassen sie aus aufrechter Position fallen. Sie versuchen, sie durch rechtzeitiges Bücken erst kurz über dem Boden aufzufangen.

„Links oder rechts"
Die Teilnehmer laufen auf einem engen, begrenzten Raum durcheinander. Die Hände werden direkt vor die Brust gehalten (Handinnenflächen zeigen nach vorn). Bei einer Begegnung sollen die Handflächen aneinander gelegt und nach links oder rechts ausgewichen werden.

„Balltreffen"
Zwei Teilnehmer spielen sich die Bälle so zu, dass diese sich in der Luft treffen.

„Rollender Reifen"
Vier Teilnehmer stehen sich im Viereck gegenüber. Zwei Teilnehmer rollen sich diagonal einen Reifen zu. Die anderen beiden versuchen, Bälle durch den Reifen zu werfen.

BEWEGUNGSKOORDINATION

„Objekte fangen"
Ein Ball soll mit unterschiedlichen Geräten geworfen und aufgefangen werden, z.B.:
- Zwei Teilnehmer werfen und fangen einen Ball mit einem Tuch.
- Einer der beiden Teilnehmer fängt den Ball mit einer Pylone.
- Zwei Paare (ein Paar steht sich jeweils gegenüber und hält ein Frotteehandtuch gespannt) stehen nebeneinander und werfen sich mit Tüchern einen Gymnastikball zu.

„Oberes Zuspiel – unteres Zuspiel"
Zwei Partner stehen sich in 1-2 m Entfernung gegenüber und spielen sich den Ball im oberen und unteren Zuspiel zu. Partner A spielt den Ball mit niedriger Flugkurve; Partner B versucht, den Ball in Richtung und Geschwindigkeit zu „lesen" und ihm vor dem eigenen Ballkontakt mit den Augen auf die Trefffläche Daumengrundgelenk/Unterarmkanten vorauszueilen. Nach einigen Wiederholungen erfolgt ein Partnerwechsel.
- Den Ball mit höherer Flugkurve spielen.
- Partner B muss den fallenden Ball mit dem Auge vorauseilen.
- Verschieden schnelle/hoch fliegende Bälle zurückspielen.
- Beide Partner spielen im unteren Zuspiel.
- Den Abstand auf 4-6 m vergrößern.

„Bälle vertreiben"
Die Teilnehmer stellen sich in einer Gasse im Abstand von 5-8 m auf.
Sie versuchen, einen zwischen den Gassen hin- und herrollenden Ball durch Bewerfen mit kleinen Bällen auf die Seite der gegnerischen Mannschaft zu treiben.

„Schlangenkönig"
Ein Seil wird mit Schlängelbewegungen von einem Partner durch den Raum gezogen. Der Mitspieler versucht, auf das Seil zu treten.

„Rückschlagspiele"
Alle Rückschlagspiele wie Federball, Tischtennis, Tennis, Fußballtennis, Faustball, Indiaca, Ball-über-die-Schnur, Frisbee (mit Softwurfscheiben) schulen die Antizipationsfähigkeit.

7.6 Diagnostik der Antizipationsfähigkeit

Da der „Ballfangtest" neben der Fähigkeit zu antizipieren auch eine gewisse Fertigkeit im Ballfangen voraussetzt, ist der „Pendelzielwurf" trotz des organisatorischen Mehraufwandes empfehlenswerter.

7.6.1 „Ballfangtest"

Quelle:
KIRCHNER, G./ROHM, A./WITTEMANN, G. (Hrsg.) (1998): Seniorensport: Theorie und Praxis. Aachen: Meyer & Meyer, S. 182.

Testziel:
Ermittlung der Antizipationsfähigkeit.

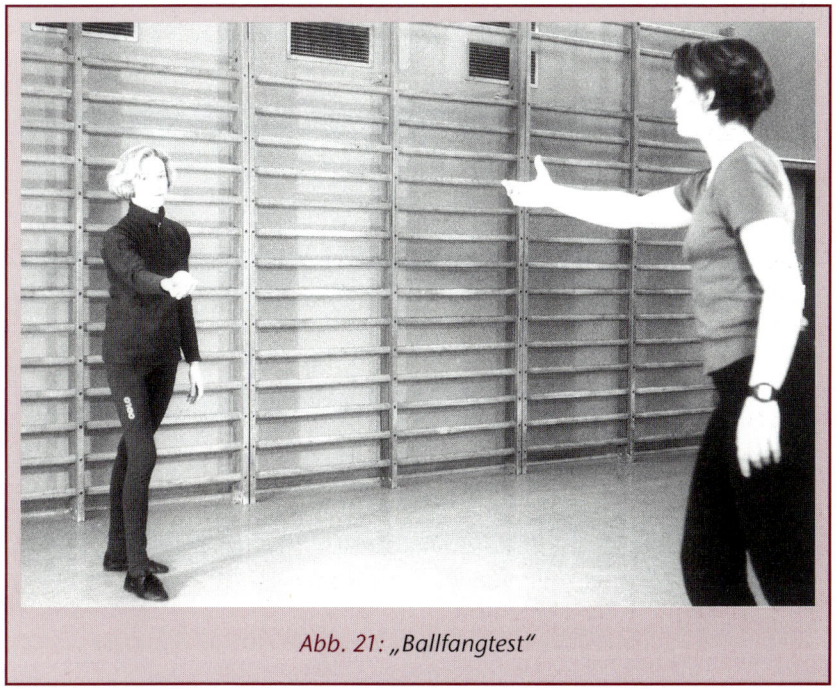

Abb. 21: „Ballfangtest"

Testbeschreibung:
Aus einer Entfernung von 3,50 m wirft der Versuchsleiter einer Testperson einen Tennisball in weichem Bogen zu. Die Testperson soll einhändig und mit der Handfläche nach oben den Ball fangen.

Messverfahren:
Fünf Versuche für jede Hand. Ein schlechter Wurf des Versuchsleiters wird wiederholt. Ein Punkt bei gelungener Fangaktion. Jede Hand wird extra bewertet.

Mess-/Testgeräte:
Tennisball.

7.6.2 „Pendelzielwurf"

Quelle:
HIRTZ, P. (1985): Koordinative Fähigkeiten im Schulsport. Berlin: Volk und Wissen, S. 135.

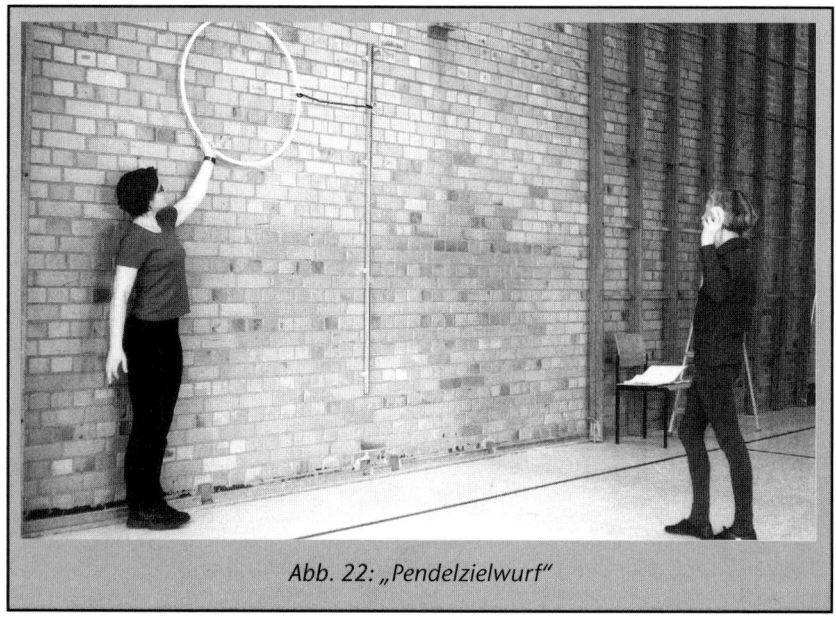

Abb. 22: „Pendelzielwurf"

ANTIZIPATIONSFÄHIGKEIT

Testziel:
Ermittlung der Antizipationsfähigkeit und der räumlichen Orientierungsfähigkeit.

Testbeschreibung:
An einer *senkrechten Wand ist ein Pendel befestigt, das aus einem Sprungseil (60 cm Länge) und einem Gymnastikreifen (80 cm Durchmesser) besteht.* Die Testperson *steht konzentriert an einer Aufstellungslinie, die 3 m von der Wand entfernt ist.* Der Versuchsleiter hebt das Pendel an (bis zur Waagerechten) und lässt das Pendel einen Vor- und Rückschwung ausführen. *Die Testperson hat die Aufgabe, beim Rückschwung des Pendels einen Tennisball durch die Mitte des Reifens zu werfen (Schlagwurf).*

Messverfahren:
Nach genauer Erklärung und Demonstration erhält die Testperson einen Probe- und fünf Wertungsversuche; bewertet werden:
Treffer am Reifenrand = 1 Punkt
Treffer durch den Reifen = 2 Punkte.

Mess-/Testgeräte:
Gymnastikreifen (80 cm), sechs Tennisbälle, Bandmaß, Sprungseil.

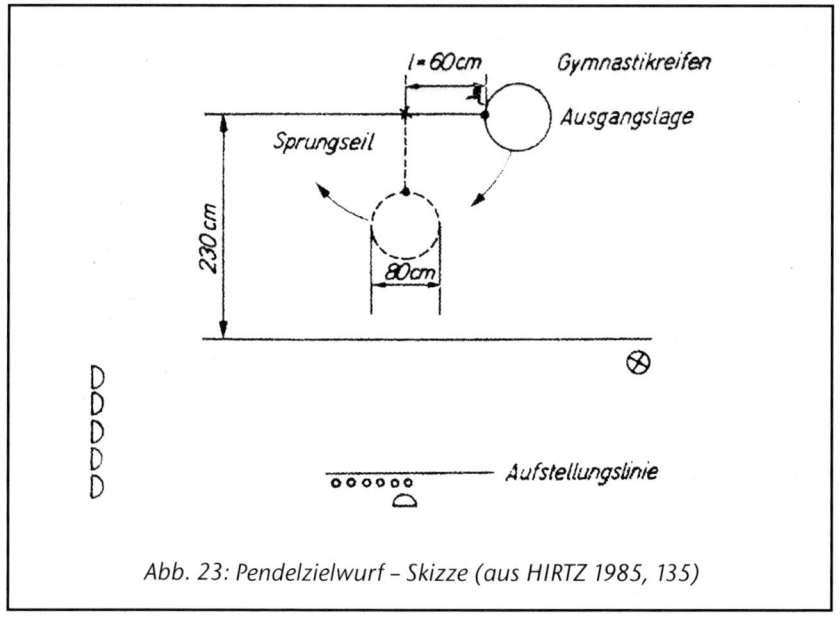

Abb. 23: Pendelzielwurf – Skizze (aus HIRTZ 1985, 135)

BEWEGUNGSKOORDINATION

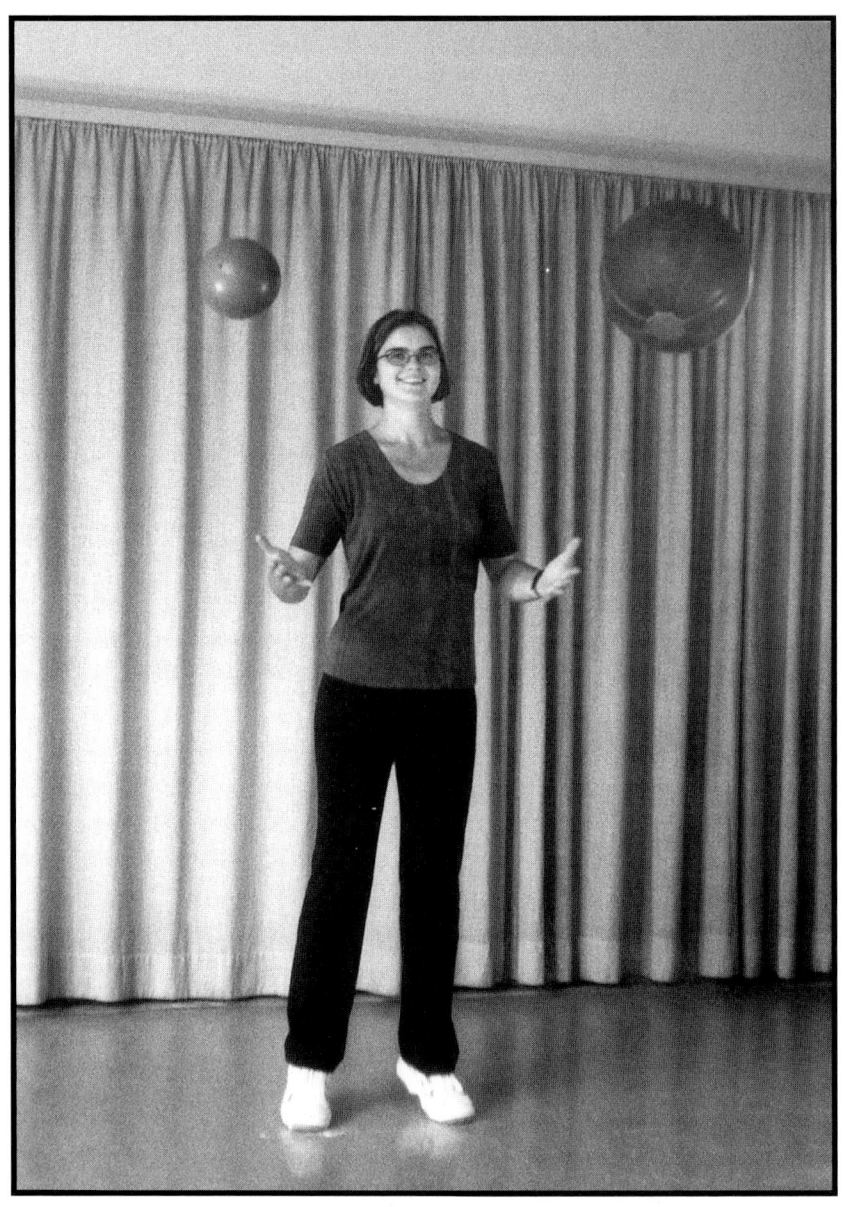

8 Kinästhetische Differenzierungsfähigkeit

Bei der Erledigung alltäglicher Hausarbeiten bedarf es – ohne dass wir uns dessen bewusst werden – eines hohen Maßes an kinästhetischer Differenzierungsfähigkeit:

Beim Ausräumen der Waschmaschine entnehmen wir mühelos Wäschestücke unterschiedlicher Größe und unterschiedlichen Gewichtes. In der Küche bewegen wir im Wechsel schwere und leichte Gegenstände wie gefüllte und leere Getränkekisten und Töpfe, Besteck oder Servietten. Wir schneiden etwas mit einer Schere, mit einem Messer, hacken, reiben oder rühren mit fließenden, zügigen Bewegungen.

8.1 Definition

Unter kinästhetischer („bewegungs-wahrnehmender") Differenzierungsfähigkeit verstehen wir die Fähigkeit ...

... des menschlichen Organismus, *Lage* und Bewegungs*richtung* seiner Körperteile zueinander und in Bezug zu ihrer Umwelt *kontrollieren* und *steuern* zu können.

Diese Fähigkeit zeichnet sich aus durch ein *hohes Maß an Genauigkeit* und *Bewegungspräzision* und resultiert aus einem *feinabgestimmten* und *angemessenen* Krafteinsatz.

8.2 Biologische Grundlagen

Die mehr oder weniger exakte Bewegungssteuerung unseres Körpers und seiner Teile wird unter anderem ermöglicht durch die Übertragung kinästhetischer Signale aus Muskeln, Bändern, Sehnen und Gelenken. Dadurch erfolgt die Information des Zentralnervensystems, insbesondere des Kleinhirns, über die Veränderung der Stellung der Extremitäten bzw. des Rumpfes im Raum und über die einwirkenden Kräfte.

8.3 Die Bedeutung der kinästhetischen Differenzierungsfähigkeit

Die kinästhetische Differenzierungsfähigkeit spielt eine besondere Rolle in der *Stabilisierungsphase* des motorischen Lernprozesses, d.h. bei der Entwicklung und Stabilisierung der Feinkoordination, wenn es um hohe Genauigkeitsanforderungen im räumlichen, zeitlichen und dynamischen Bereich geht. Ihr Ausprägungsgrad hängt von der Bewegungserfahrung des Übenden und dem Beherrschungsgrad der jeweiligen motorischen Handlung ab.

Die kinästhetische Differenzierungsfähigkeit beruht auf der bewussten und unbewussten, präzisen Wahrnehmung der Kraft-, Zeit- und Raumparameter des aktuellen Bewegungsvollzuges und wird oft beschrieben als *Bewegungs-, Ball-, Schnee-* oder *Wassergefühl*.

8.3.1 Bedeutung im Sport

Nahezu jede sportliche Bewegung profitiert von einer gut ausgeprägten kinästhetischen Differenzierungsfähigkeit.

Überall dort, wo es nicht auf den maximalen, sondern auf den optimalen Krafteinsatz ankommt, so z.B. beim Basketballkorbwurf auf unterschiedliche Entfernungen, beim Golf, beim Billard oder beim Turnen, entscheidet die Dosierung der Kraft über den Erfolg der Handlung.

8.3.2 Bedeutung im Alltag

Im Alltag *älterer* Menschen ist die Ökonomisierung der Kraftleistungen von besonderem Wert. Die Vermeidung eines unnötig hohen oder zu niedrigen Krafteinsatzes hilft, Kräfte sinnvoll einzusetzen. Darüber hinaus nützt ein Training der kinästhetischen Differenzierungsfähigkeit dem Übenden, eigene Kraftleistungen einzuschätzen im Verhältnis zu Umweltanforderungen und Gewichten.

Das richtige Einschätzen von *Entfernungen* und *Geschwindigkeiten* sowie von *Höhen* und *Tiefen* spielt hinsichtlich der Sicherheit Älterer, besonders im Straßenverkehr sowie beim Treppensteigen oder im Gelände, eine wichtige Rolle. Durch adäquate Übungssituationen wird ein Bewegungsbewusstsein geschaffen, welches die Bewegungssicherheit stärkt und somit potenziellen Gefahren im Alltag vorbeugt.

8.4 Allgemeine Prinzipien zur Verbesserung der kinästhetischen Differenzierungsfähigkeit

1. Zunächst werden die ausgewählten Bewegungen *langsam* und mit *reduzierter Genauigkeitsanforderung* geübt.

2. Allmählich ist eine Vervollkommnung der Fähigkeit *unter Belastung* anzustreben, das heißt unter entsprechenden Anforderungen an Kraft und Schnelligkeit.

3. Die Übenden sollen *Orientierungspunkte* und *Führungslinien* zu Hilfe nehmen.

4. Die Ausführungsbedingungen variieren ständig: z.B. sollen die einzelnen Übungen mit Handgeräten verschiedenen *Gewichtes* und verschiedener *Größe* ausgeführt werden, sodass sich der Krafteinsatz immer wieder verringert bzw. vergrößert.

5. Bewegungen zeitlich *strecken* oder *stauchen*.

6. *„Blindes"* Ausführen – *sehendes* Feedback
Die Übenden sollen die gestellten Aufgaben mit geschlossenen Augen durchführen. Hinterher muss jedoch zur *Bewegungskorrektur* nach jeder oder nach einigen Übungsversuchen eine visuelle Kontrolle der Ausführung stattfinden, um *Soll-Ist-Differenzen* bewusst zu machen.

8.5 Praktische Übungen zur Schulung der kinästhetischen Differenzierungsfähigkeit

„Luftballon hochhalten"
Die Übenden halten mit unterschiedlichen Extremitäten einen Luftballon in der Luft, indem sie ihn mit diesen schlagen; mit den Ellbogen, dem Kopf, den Knien, den Füßen. Die Teilnehmer üben dabei jeweils mit Körperteilen der rechten und der linken Seite. Sie versuchen dabei auch, sich hinzusetzen und wieder aufzustehen oder alle Formen durch Zuspiel mit einem Partner auszuführen (Abb. 24 siehe S. 82).

BEWEGUNGSKOORDINATION

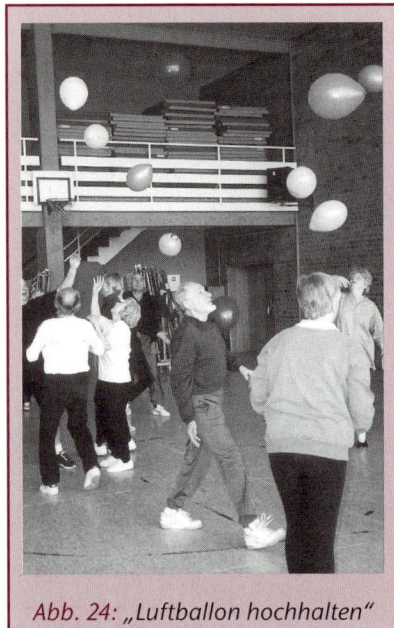

Abb. 24: „Luftballon hochhalten"

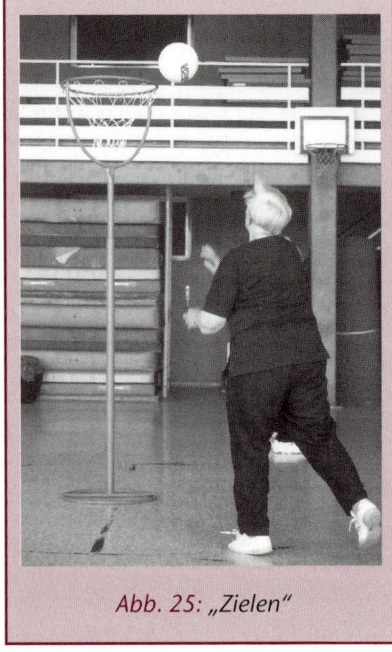

Abb. 25: „Zielen"

„Zielen"
Die Teilnehmer sollen unterschiedliche Ziele wie z.B. Reifen, Körbe, Ständer, Flächen oder Linien mit unterschiedlichen Materialien (Bällen, Frisbeescheiben, Bohnensäckchen, Tennisringe etc.) mittels unterschiedlicher Bewegungen wie Werfen, Rollen, Stoßen oder Schlagen treffen (Abb. 25).

„Genaues Treffen"
Ein Teilnehmer wirft einen Tennisring (oder eine Schaumstofffrisbeescheibe) von sich weg nach vorne. Anschließend versucht er, ein Bohnensäckchen hineinzuwerfen (Abb. 25).

„Rücklings werfen"
Aufgabe des Übenden ist es, mit dem Rücken zur Wurfrichtung, an einer Abwurfmarkierung zu stehen. Ein Ball soll rücklings so über Kopf geworfen werden, dass er auf ein Ziel, z.B. eine Matte, einen Reifen oder Vergleichbares in jeweils unterschiedlichen Entfernungen (2, 3, 4 oder 5 Meter) trifft. Der Übende soll sich dabei erst nach dem Wurf umdrehen (Abb. 26).

KINÄSTHETISCHE DIFFERENZIERUNGSFÄHIGKEIT

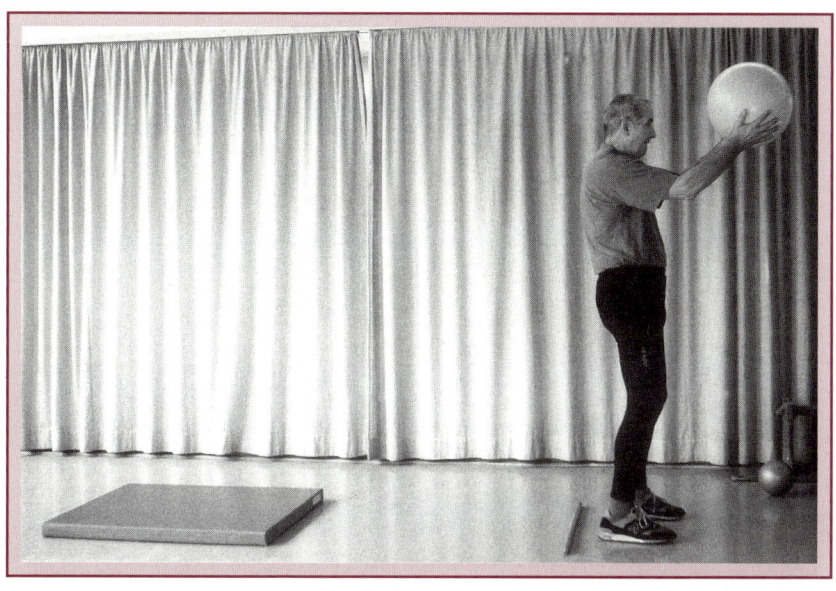

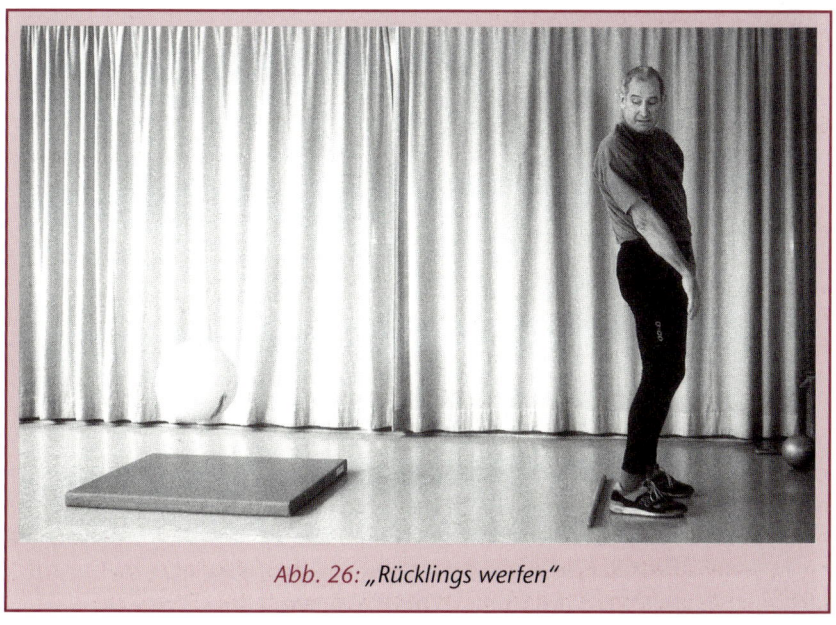

Abb. 26: „Rücklings werfen"

„Gleichgewicht halten"
Die Teilnehmer sollen versuchen, auf nach Größe und Material unterschiedlich gearteten Bällen, z.b. Medizinbällen oder Pezzibällen, zu sitzen und dabei das Gleichgewicht zu halten. Zur Erschwerung schließen sie die Augen.

„Kegelspiel"
Die Teilnehmer werfen aus unterschiedlicher Entfernung aufgestellte Kegel durch einen mit angemessener Kraft geworfenen (gerollten) Ball um.

„Die richtige Entfernung schätzen"
Die Teilnehmer gehen von einer Linie aus zwei, drei, vier oder mehr Schritte, drehen sich um und finden mit geschlossenen Augen zurück zur Ausgangslinie.

„Blind auf den Basketballkorb werfen"
Die Teilnehmer versuchen, aus unterschiedlichen Entfernungen Treffer mit dem Basketball auszuführen: ein Treffer auf das Brett oder auf den Ring des Basketballkorbes bzw. einen Treffer in den Basketballkorb – je nach Wahl der Übenden.

„Übungen mit dem Bohnensäckchen"
Der Übende legt sich ein Bohnensäckchen abwechselnd auf den rechten und den linken Fuß und versucht, dabei vorwärts oder rückwärts zu gehen.
   Die Übung wird erschwert, wenn der Übende sich auf jeden Fuß gleichzeitig ein Bohnensäckchen legt!

„Übungen mit dem Gymnastikball"
Die Teilnehmer prellen den Ball abwechselnd mit der rechten und mit der linken Hand.
   Danach versuchen sie, ohne Unterbrechung des Dribbelns aus dem Stand in die Hocke wechselnd, übergehend in eine Sitzposition auf dem Boden in Rückenlage zu gelangen (Abb. 27).
   Des Weiteren soll der Ball auf unterschiedlichen Oberflächen, wie Hallenboden, Matten, Rasen, Weichboden etc. und auf unterschiedlichen Ebenen (vom Boden auf einen am Boden liegenden Kastendeckel, danach auf einen kleinen Kasten, danach wieder auf den Boden usw.) geprellt werden. Jetzt mit der anderen Hand (Abb. 28 siehe S. 86)!

KINÄSTHETISCHE DIFFERENZIERUNGSFÄHIGKEIT

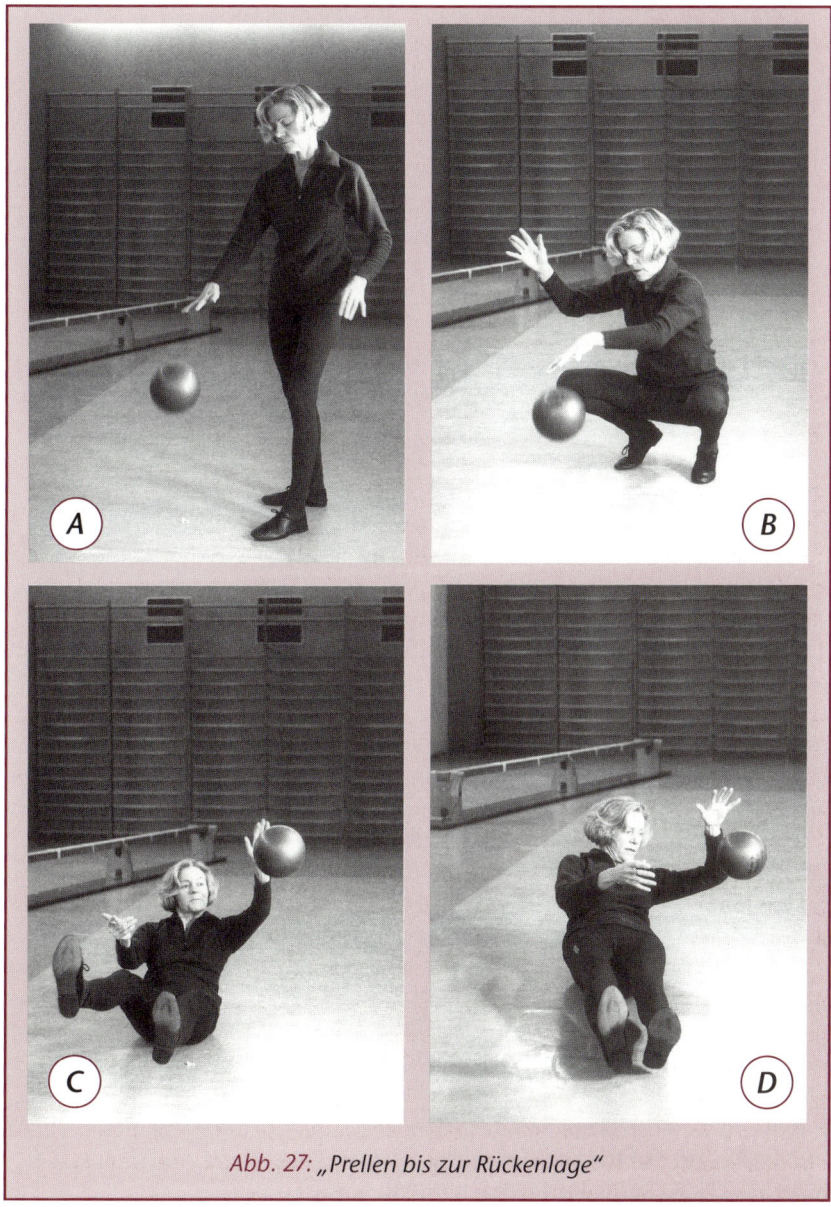

Abb. 27: „Prellen bis zur Rückenlage"

BEWEGUNGSKOORDINATION

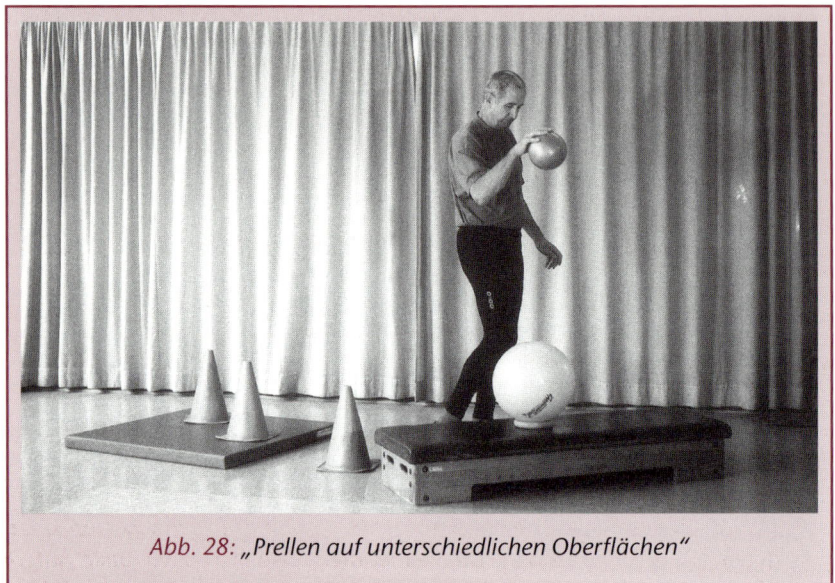

Abb. 28: „Prellen auf unterschiedlichen Oberflächen"

„Manövrieren"
Die Teilnehmer bilden Paare, A und B, die, sich gegenüberstehend, durch den Raum manövrieren. Die Partner haben jeweils einen Softball als *Stoßdämpfer* zwischen den Zeigefingern. Zunächst bestimmt Partner A die Richtung, anschließend Partner B. Dabei sollen die Teilnehmer vorwärts, rückwärts und seitwärts gehen, mit offen und geschlossenen Augen sowie mit Drehungen. Jetzt mit der anderen Hand!

„Haltet die Seite frei"
Es werden zwei Mannschaften gebildet: Jede Mannschaft steht in ihrem Feld. In der Mitte, zwischen den beiden Feldern, liegt ein großer (nicht zu schwerer) Ball. Jeder Teilnehmer hat einen Tennis- oder Gymnastikball, mit dem er auf den großen Ball wirft. Ziel ist es, den in der Mitte liegenden Ball über eine Linie ins gegnerische Feld zu treiben. Das Spiel kann auch mit mehreren und unterschiedlichen Bällen gespielt werden.

„Laufen mit Zeitvorgaben"
Eine gleich bleibende Strecke soll bei unterschiedlichen Zeitvorgaben mit angemessener Geschwindigkeit gelaufen werden. Zur Variation sollen die

Teilnehmer für die gleiche Zeit unterschiedliche Laufarten (gehen, hüpfen, laufen) wählen. Jetzt für die gleiche Bewegung unterschiedliche Zeiten einhalten.

„Würfe von Bällen auf verschiedene Ziele"
Die Teilnehmer versuchen, unterschiedliche Ziele mit unterschiedlichen Wurftechniken zu treffen, indem sie:
- mit der rechten/linken Hand bzw. beidhändig werfen.
- Bälle schießen, rollen, stoßen oder schlagen.
- aus dem Stand, im Sitzen oder Liegen werfen.
- den Ball mit Geräten befördern, z.B. mit Schlägern.
- auf feste und sich bewegende Ziele werfen.
- unterschiedlich große und schwere Bälle werfen.

„Unterschiedliche Gewichte meistern"
Die Teilnehmer versuchen, zwei Bälle unterschiedlichen Gewichtes (Tennisball, Handball, Medizinball etc.) gleich hoch zu werfen, *nacheinander* oder *gleichzeitig* mit beiden Händen. Die Teilnehmer versuchen, zwei Bälle unterschiedlicher Art gleich weit zu rollen, zu werfen, zu stoßen, entweder mit beiden Händen, mit den Füßen (aus dem Sitzen), mit der linken Hand, mit der rechten Hand, dem linken und dann dem rechten Fuß, mit dem rechten Fuß und der linken Hand.

„Ringwurfspiele"
Die Teilnehmer werfen aus unterschiedlichen Entfernungen Ringe über Bolzen oder Zapfen.

„Zielspringen"
Wir versuchen, aus dem Stand beidbeinig in verschiedene, markierte Zonen zu springen.

„Eierlaufen"
Mit einem Tischtennisball, der auf einem Löffel liegt, soll eine Strecke von fünf Metern umlaufen werden, ohne dass er herunterfällt:
- Mit offenen/geschlossenen Augen.
- Mit geschlossenen Augen *und* Abschätzen der Ziellinie.
- Indem dabei ein Bierdeckel auf dem Kopf balanciert wird.
- Zwischendurch mit einem Tennisball auf dem Löffel.

BEWEGUNGSKOORDINATION

„Blinde Mannschaftsaufstellung"
Die Teilnehmer sollen sich, mit geschlossenen Augen und ohne zu sprechen, der Größe nach in einer Reihe aufstellen.

„Gemischtes"
Die Teilnehmer überlaufen, umlaufen oder durchlaufen kleine Hindernisse wie Bälle, Keulen, Ständer oder Gassen.

„Schlenzen"
Aufgabe ist es, einen Tennisring mit Hilfe eines Gymnastikstabes oder Unihockschlägers auf vorher bestimmte Ziele zu *schlenzen* (Abb. 29).

„Dribbeln"
Ein Ball soll von den Teilnehmern mit dem Fuß um mehrere, im Raum verteilte Hindernisse herumgeführt werden. Zur Erschwerung die Aufgabe mit geschlossenen Augen durchführen.

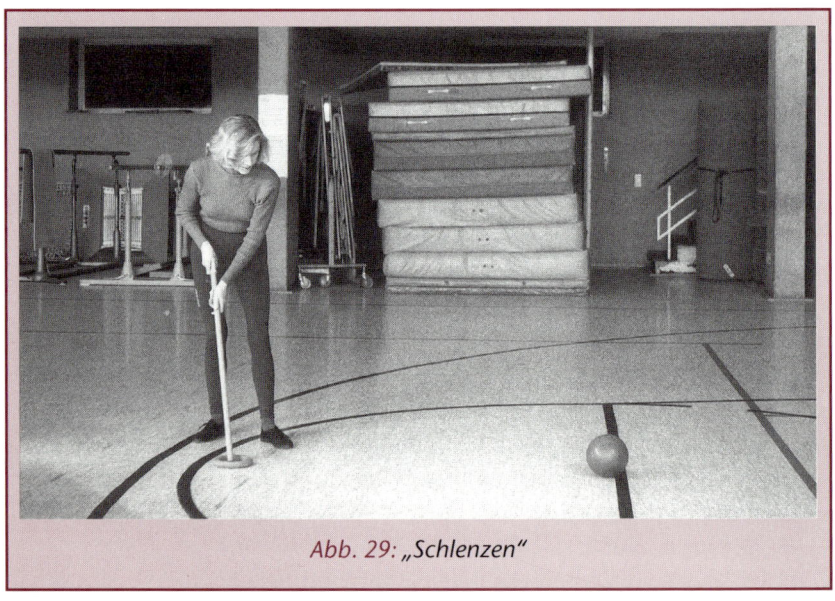

Abb. 29: *„Schlenzen"*

KINÄSTHETISCHE DIFFERENZIERUNGSFÄHIGKEIT

„Keulen schwingen"
Die Teilnehmer führen unterschiedliche Schwungübungen mit Keulen aus:
- Die Keule in der rechten Hand neben dem Körper vor- und zurückschwingen (ebenso mit der linken Hand).
- Die Keule wird um den Körper herumgegeben, dabei wird die Keule jeweils vorne und hinten in die andere Hand übergeworfen.
- Es befindet sich in jeder Hand eine Keule. Die Teilnehmer schwingen die Arme diagonal vor und zurück bzw. gemeinsam vor und zurück.

Die Teilnehmer laufen durch die Halle. Dabei achten sie abwechselnd auf *lautes* Laufen und *leises* Laufen.
Die Teilnehmer sollen unterschiedliche Bälle (Gymnastik-, Medizinbälle etc.) über eine Turnbank rollen.

„Mal langsam – mal schnell"
Die Übenden führen Bewegungen wie Diagonalschritt oder Passgang zunächst ganz langsam, dann ganz schnell aus. Jetzt im raschen Wechsel.

8.6 Diagnostik der kinästhetischen Differenzierungsfähigkeit

Die folgenden drei Tests werden in der Originalversion mit den Händen ausgeführt. Der Test „Genaues Ballrollen mit der Hand" kann jedoch auch so modifiziert werden, dass der Ball mit dem Fuß angestoßen wird.

8.6.1 „Ballzielwurftest"

Quelle:
KIRCHNER, G./ROHM, A./WITTEMANN, G. (Hrsg.) (1998): Seniorensport: Theorie und Praxis. Aachen: Meyer & Meyer, S. 182.

Testziel:
Erfassung der kinästhetischen Differenzierungsfähigkeit (Antizipationsfähigkeit).

Testbeschreibung:
Die Testperson steht in 2 m Entfernung mit Blick zur Wand. Auf dem Boden, 1 m vor der Wand, liegt eine Zielscheibe, die durch einhändigen indirekten Wurf (über die Wand) zu treffen ist.

Messverfahren:
Fünf Versuche rechts und fünf Versuche links nacheinander mit Punktwert der erreichten Nummer des Kreises.

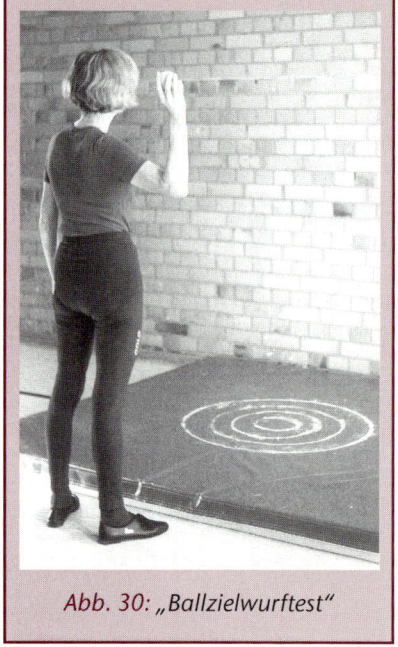

Abb. 30: „Ballzielwurftest"

Bei Linienberührung gilt der Punktwert des nächsthöheren Kreises.
Testleistung: Summe der jeweils letzten drei Versuche rechts/links.

Modifizierungsmöglichkeiten:
Die Testperson kann auch durch direkten Wurf von unten in den Kreis werfen. Anstelle der Zielscheibe wird ein Gymnastikreifen verwendet.

Mess-/Testgeräte:
Matte mit vier konzentrischen Kreisen: 80 cm, 58 cm, 36 cm, 14 cm; Tennisball (Basketball, Tischtennisball, Schlagball etc.).

8.6.2 „Wurf auf eine horizontale Zielscheibe"

Quelle:
PAUWELS, J. M./MOLS, H./VAN STEE, W. (1985): De Bruikbaarheid van Bewegingsspeelen op de Basisschool. In: PAUWELS, J. M. (ed.): Cultuur-fysiek. Leuven/Amersfoort: Acco, S. 89-90.

Testziel:
Erfassung der kinästhetischen Differenzierungsfähigkeit.

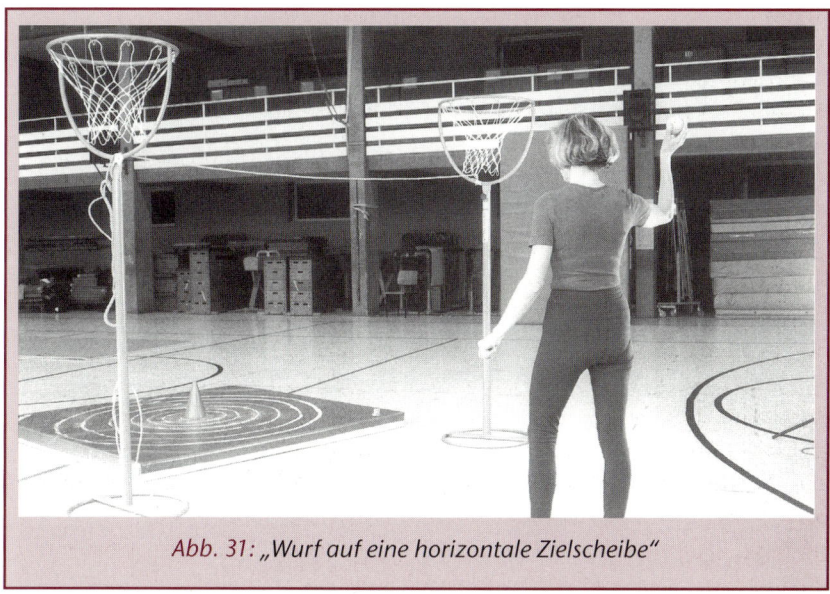

Abb. 31: „Wurf auf eine horizontale Zielscheibe"

Testbeschreibung:
Die Testperson hält einen Tennisball in der dominanten Hand und steht hinter der Abwurflinie. Sie wirft den Ball über eine Schnur, die sich in Kopfhöhe befindet, auf eine Zielscheibe auf dem Boden jenseits der Schnur. Der Abstand von der Abwurflinie zur Schnur beträgt 1,50 m und von der Schnur zum Mittelpunkt der Zielscheibe ebenfalls 1,50 m. Die Zielscheibe besteht aus sieben konzentrischen Kreisen (eventuell in verschiedenen Farben), jeder im Abstand von 20 cm vom nächsten Kreis. Der Mittelpunkt ist durch eine Pylone markiert. Die Testperson versucht, so nahe wie möglich an die Pylone zu werfen.

Messverfahren:
Nach drei Probeversuchen werden zehn Würfe ausgeführt. Treffer auf der Pylone zählen sieben Punkte, Treffer auf der Zielscheibe abgestuft 6-1 Punkte. Die erzielten Punkte (maximal 70) werden addiert.

Modifizierungsmöglichkeiten:
Verwendung eines Gymnastikballes. Anstelle der Zielscheibe kann eine Turnmatte mit einer darauf gestellten Pylone verwendet werden (Pylone = 2 Punkte, Matte = 1 Punkt).

Mess-/Testgeräte:
Schnur, Ständer, Tennisball, Klebeband oder Kreide.

8.6.3 „Genaues Ballrollen mit der Hand"

Quelle:
SHARMA, K.: (1993). Biologisches Alter und koordinative Entwicklung in der Pubertät. Kassel: Gesamthochschulbibliothek, S. 44.

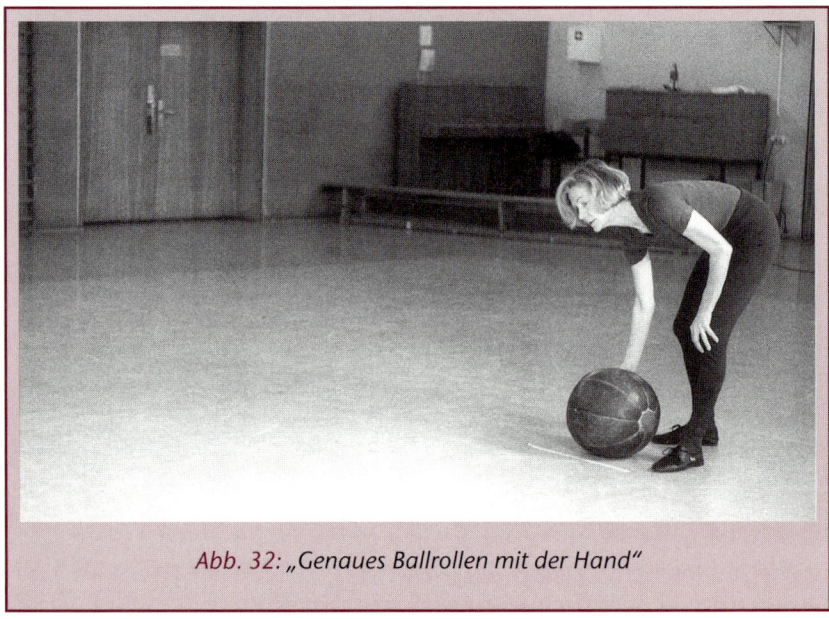

Abb. 32: „Genaues Ballrollen mit der Hand"

KINÄSTHETISCHE DIFFERENZIERUNGSFÄHIGKEIT

Testziel:
Ermittlung der kinästhetischen Differenzierungsfähigkeit.

Testbeschreibung:
Ein Medizinball soll mit solcher Kraft angestoßen werden, dass er genau 3 m weit rollt.

Messverfahren:
Gewertet wird die *mittlere Abweichung* aus zwei Versuchen.

Modifizierungsmöglichkeiten:
Ballrollen mit dem Fuß. Ausführung des Tests mit einem Tennisball.

Mess-/Testgeräte:
Medizinball, eine 3-m-Strecke (Klebeband).

BEWEGUNGSKOORDINATION

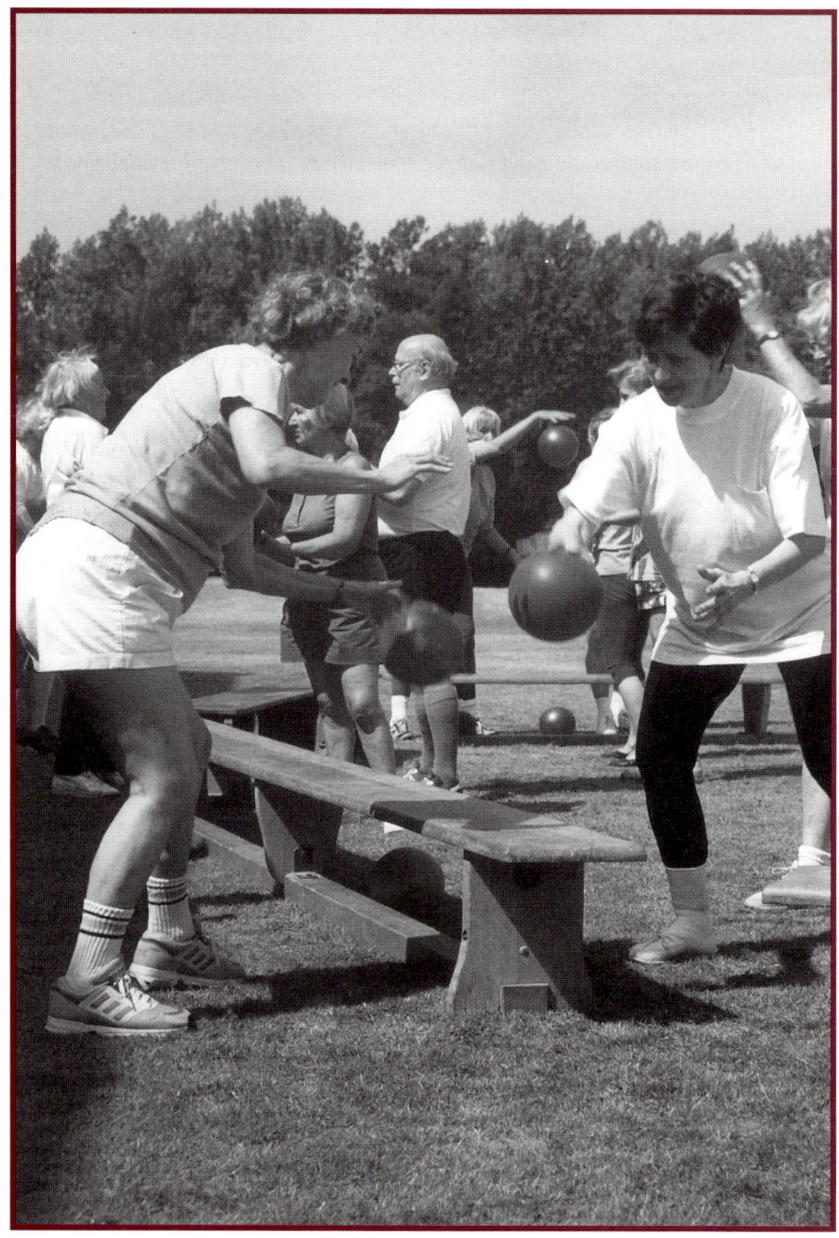

9 Kopplungsfähigkeit

Die Kopplungsfähigkeit ist dem Leser gleich zu Beginn der Lektüre dieses Buches erstmals begegnet, als er aufgefordert wurde, mit den oberen und den unteren Extremitäten strukturell unterschiedliche Bewegungen auszuführen.

9.1 Definition

> Unter Kopplungsfähigkeit verstehen wir mit BLUME (1979, 187) die Fähigkeit ...
>
> ... *Teilkörperbewegungen, Einzelbewegungen* oder einzelne *Bewegungsphasen* untereinander und in Beziehung zu der auf ein bestimmtes Handlungsziel gerichteten *Gesamtkörperbewegung* zweckmäßig aufeinander abzustimmen (*simultan* und/oder *sukzessiv*).

9.2 Biologische Grundlagen

Neurophysiologisch gesehen, erfordert es die Kopplungsfähigkeit, bei der Ausführung motorischer Handlungen einerseits Bewegungen in unterschiedlichen Körperregionen miteinander zu koordinieren, andererseits aber auch die Seitigkeit der Bewegungsausführung zu verändern.

Von der Ansteuerung her ist es leichter, ungeübte, bewusst gesteuerte Bewegungen, z.B. gleich gerichtet mit beiden Armen auszuführen. Schwierigkeiten entstehen bei der Erfüllung der Aufgabe, unterschiedliche Bewegungen mit unterschiedlichen Seitigkeiten zu realisieren (laterale Kopplungsfähigkeit).

Die Tatsache, dass Bewegungskopplungen, vor allem in Gestalt von Mehrfachhandlungen, mit zunehmendem Alter schwerer fallen, lässt darauf schließen, dass die Fähigkeit, Bewegungen zu koppeln, sensibel auf neurophysiologische Veränderungen reagiert, wobei der Abnahme der Wahrnehmungsfähigkeit und der Geschwindigkeit der Informationsverarbeitung größte Bedeutung zukommen dürfte.

9.3 Die Bedeutung der Kopplungsfähigkeit

Eine gut ausgeprägte Kopplungsfähigkeit spiegelt sich wider in flüssigen und rhythmisch anmutenden Bewegungsabläufen, was mit einer Ökonomisierung des Krafteinsatzes einhergeht. Die immer schwierigere und kompliziertere Aneinanderreihung verschiedener Bewegungsformen und die Synchronisation von Arm- und Beinarbeit bis hin zur Erarbeitung ganzer Bewegungsketten bedeuten eine überaus große Herausforderung für unser Gehirn, das für die Steuerung der Bewegungen verantwortlich ist.

9.3.1 Bedeutung im Sport

Die Kopplungsfähigkeit ist eine elementare Voraussetzung für alle sportlichen Bewegungshandlungen und dominiert bei schwierigen Koordinationsaufgaben, wie sie sich zum Beispiel bei Gymnastik, Aerobic und Tanz sowie bei Sportspielen stellen. Für das Werfen und das Schlagen von Bällen (z.B. im Tennis) ist der *Rumpfeinsatz* von Bedeutung. *Schwungübertragung* findet beim Laufen und Springen statt. Bei allen Würfen, Stößen, Zug-, Schlag- und Schleuderbewegungen kommt es zu zeitlichen Verschiebungen der Bewegungsphasen.

Die *Steuerfunktion des Kopfes* bemerken wir, wenn wir Skilaufen, schwimmen oder turnen. Beim Schwimmer und Skiläufer müssen Arm- und Beinarbeit sowie die Rumpfbewegung rhythmisch-zyklisch aufeinander abgestimmt werden. Beim Gerätturnen ist die optimale Kopplung von Schwung-, Halte- und Flugteilen erforderlich, um fließende Übungsverbindungen zu erreichen.

9.3.2 Bedeutung im Alltag

Im Alltag älterer Menschen gibt es vielfältige Situationen, die eine gute Kopplungsfähigkeit erfordern:

- Nach längerer, krankheitsbedingter Bettruhe bedeutet bereits einfaches Gehen mit gleichmäßigem Einsatz von Armen und Beinen oder mit einer Gehhilfe eine Herausforderung an die Kopplungsfähigkeit.
- Man unternimmt einen Spaziergang zu zweit und unterhält sich *während* des Gehens, ohne Gesprächspausen einlegen zu müssen, wenn der Boden Hindernisse aufweist.

KOPPLUNGSFÄHIGKEIT

- Beim Überqueren einer Straße ist es möglich, sich *während* des Gehens einen Überblick über die Verkehrslage zu verschaffen, ohne stehen bleiben zu müssen.
- Einen Einkaufswagen durch enge Gänge schieben und ihn *gleichzeitig* mit Lebensmitteln beladen.
- Benötigt man als Gehhilfe einen Stock, so kann dieser dank einer guten Kopplungsfähigkeit problemlos im Rhythmus des Gehschrittes eingesetzt werden.
- Benutzen einer Rolltreppe, dabei noch auf das Gepäck achten.
- Mit der Einkaufstasche im Bus Halt suchen.
- Mit Regenschirm und Handtasche aus dem Auto steigen.
- Mit der Kaffeetasse in der Hand zum Telefon eilen.
- Eine Treppe emporsteigen und dabei den Wohnungsschlüssel aus der Tasche holen.
- Als Radfahrer mit dem Arm Zeichen geben.

9.4 Allgemeine Prinzipien zur Verbesserung der Kopplungsfähigkeit

1. Koordination von *Arm- und Beinarbeit* verbessern (z.B. beim Schwimmen oder beim „Hampelmann"-Springen).

2. Beidseitig üben.

3. Bei schwierigen Übungsverbindungen *flüssige Übergänge* schaffen.

4. Einzelbewegungen in wechselnden größeren Handlungszusammenhängen – simultan und sukzessiv – üben.

5. Symmetrisch und über Kreuz üben.

6. Mehrfachaufgaben üben.

9.5 Praktische Übungen zur Schulung der Kopplungsfähigkeit

„Motorische Ketten"
Die Aufgabe der Teilnehmer ist es, verschiedene Bewegungen flüssig miteinander zu verbinden:
- Die Teilnehmer treiben *beim Schwimmen* zusätzlich einen Ball durch das Wasser voran.
- Beim *Gehen* oder *Laufen* werfen die Teilnehmer sich einen Ball vor dem Körper von links nach rechts und von rechts nach links über.
- Die Übenden balancieren auf einer schmalen Fläche und halten dabei einen Ball über dem Kopf, reichen ihn um den Körper herum oder balancieren ein Bohnensäckchen oder einen Bierdeckel auf dem Kopf.
- Die Übenden sollen einmal rechts, einmal links neben einer Turnbank entlanggehen und dabei einen Gymnastikball auf der Bank prellen.
- Die Teilnehmer prellen im Stehen oder Sitzen einen Ball mit der einen Hand, *während* sie sich mit der freien Hand auf den Oberschenkel klopfen.
- Während des Vorwärtslaufens prellen die Teilnehmer einen Ball und führen mit dem freien Arm Kreise aus.

„Jonglieren"
Ein Teilnehmer hält in jeder Hand einen Ball. Die Bälle werden abwechselnd bzw. gleichzeitig hochgeworfen und mit derselben Hand wieder gefangen.
- Jetzt geht es darum, einen Ball hochzuwerfen und zu fangen, den anderen Ball mit der Hand zu dribbeln.
- Wir versuchen, einen Ball mit der Hand vorwärts zu dribbeln, den anderen mit dem Fuß anzutreiben.

„Doppelball"
- Zwei Spieler werfen sich zwei Bälle so zu, dass diese sich nicht treffen.
- Sie passen sich einen Ball mit den Händen und gleichzeitig mit dem Fuß einen weiteren Ball zu.
- Sie wechseln die Position und fangen dort den vom Partner senkrecht hochgeworfenen Ball.
- Sie werfen die Bälle einander so zu, dass sie sich in der Luft treffen. Sie nach dem Zusammenprall wieder zu fangen, ist nicht leicht!
- Sie stehen mit dem Rücken zueinander, werfen gleichzeitig ihren Ball über den Kopf, drehen sich um und fangen den vom Partner zugeworfenen Ball.

KOPPLUNGSFÄHIGKEIT

- Nachdem ein Partner seinen Ball senkrecht in die Luft geworfen hat, fängt er den vom Partner zugeworfenen Ball und wirft ihn zurück, um die Hände zum Fangen des eigenen Balles frei zu haben (Abb. 33).

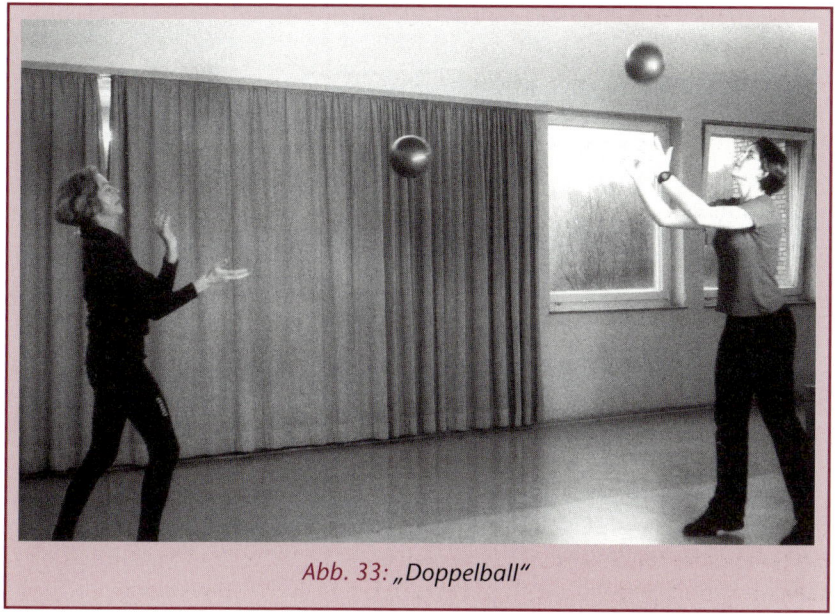

Abb. 33: „Doppelball"

„Tennisball und Chiffontuch"
In der Ausgangsposition hält ein Teilnehmer in der rechten Hand einen Tennisball, in der linken Hand ein Chiffontuch. Gleichzeitig bzw. kurz hintereinander wird der Tennisball einmal auf den Boden geprellt und das Tuch in die Luft geworfen. Das Tuch muss wieder aufgefangen werden, bevor der Tennisball zum zweiten Mal den Boden berührt.

„Luftballon zuordnen"
Auf Zuruf des Übungsleiters sollen die Teilnehmer mit ihrem Luftballon gegen verschiedene Körperteile (z.B. Knie, Schulter oder Wade) schlagen.

„Bewegungskette"
In der Gruppe wird gemeinsam eine Bewegungskette erarbeitet: Die Teilnehmer stehen alle in einem Kreis. Der Reihe nach überlegt sich jeder eine

Übung mit dem Luftballon, z.B. den Ballon um den Körper herumgeben oder wechselweise unter den angehobenen und gebeugten Knien hindurch. Nach jeder einzelnen Übung werden alle bisher entworfenen Übungen hintereinander von allen Teilnehmern gemeinsam wiederholt. So wächst die Bewegungskette allmählich, bis alle Anwesenden ihre Übung mit eingebracht haben. Jetzt wird die Kette wieder „aufgelöst", d.h. zurückverfolgt. Die Bewegungskette kann auch mit beliebigen anderen Handgeräten ausgeführt werden oder ohne Handgeräte, nur mit Händen und Füßen!

„Gut koordiniert"
Ein Arm wird mit zur Faust geballter Hand nach vorne gestreckt, der andere Arm wird gebeugt mit aufgestellter Handfläche zum Oberkörper angezogen. Die Arme werden nun im Wechsel gestreckt und gebeugt, wobei die Hand des nach vorne gestreckten Armes immer zur Faust geballt ist und die körpernahe Hand aufgestellt (Abb. 34). Kann diese Bewegung fehlerfrei ausgeführt werden, erfolgt sie umgekehrt: Nun wird die körpernahe Hand zur Faust geballt und die nach vorne gestreckte Hand ist aufgestellt. Jetzt wieder zurück zur ersten Form und auch im Wechsel.

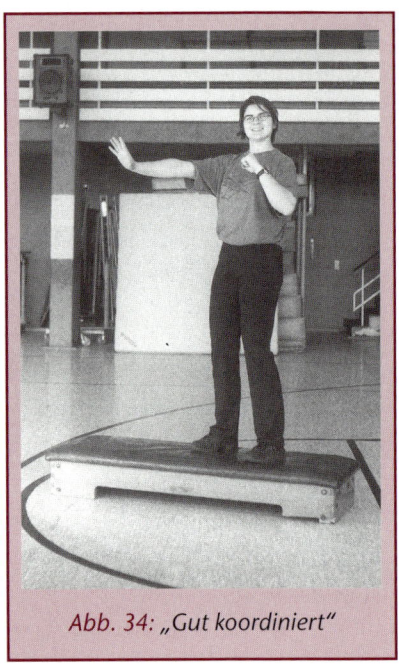

Abb. 34: *„Gut koordiniert"*

„Kopfschlagen und Bauchkreisen"
Die Teilnehmer führen mit der rechten Hand leichte Klopfbewegungen auf den Kopf aus, während die linke Hand auf dem Bauch kreist. Wird diese Aufgabe von den Teilnehmern beherrscht, so erfolgt ein Wechsel der Hände.

„Doppelstockschub"
Zwei Partner stehen sich gegenüber und halten *beide* mit ihrer rechten Hand das Ende eines Gymnastikstabes fest. Sie führen, in Schrittstellung stehend,

eine Sägebewegung aus. In der jeweils freien (linken) Hand werfen sie einen weiteren Gymnastikstab kurz an und fangen ihn wieder auf (Abb. 35).

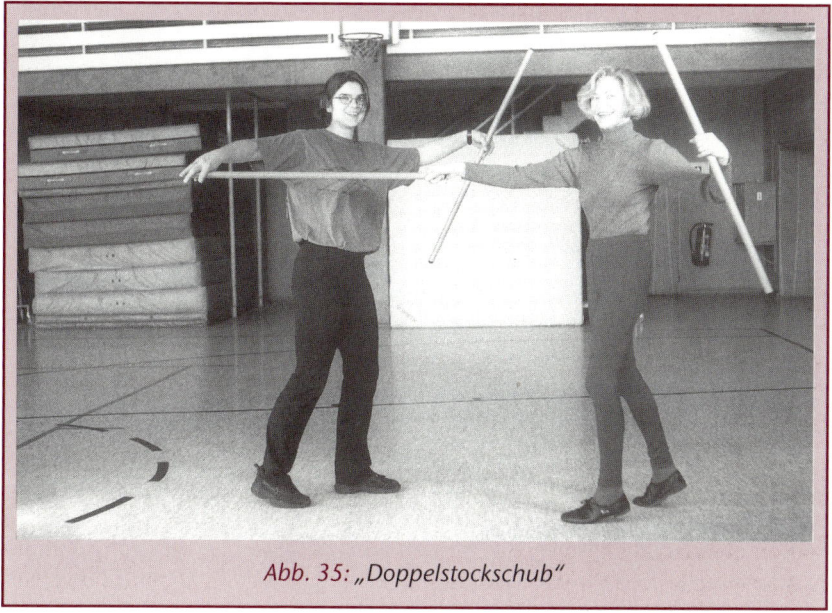

Abb. 35: „Doppelstockschub"

„Aerobickombinationen auf der Stelle"
Zur Unterstützung der Übungsdurchführung eignet sich Musik in angemessenem Tempo (ca. 125-135 bpm = beats per minute).
Die Teilnehmer stehen so im Raum verteilt, dass sie ausreichend Platz (1-1,5 m) um sich herum haben. Sie gehen im Tempo der Musik auf der Stelle. Nun folgen unterschiedliche Übungsvariationen mit den Armen, wobei der einheitliche Gehrhythmus der Beine beibehalten wird. Die einzelnen Übungskombinationen werden mehrmals wiederholt, bis der Bewegungsablauf sichtbar flüssiger wird:

- Die Arme seitlich nach oben führen, wobei die Handinnenflächen zueinander zeigen, die Arme wieder seitlich absenken, wobei die Handinnenflächen nun zum Boden zeigen.
- Die Arme seitlich nach oben führen und mit leichten Schüttelbewegungen *vor* dem Körper nach unten führen.

- Im Wechsel die Arme nach oben strecken.
- Beide Arme nach oben strecken, dabei die Finger spreizen, zurückführen bis in Schulterhöhe und mit zu Fäusten geballten Händen kurz innehalten und mit wiederum gestreckten Fingern die Arme nach unten strecken – im zügigen Wechsel die Bewegung durchführen: hoch – Mitte – tief.
- Einen Arm nach oben strecken, den anderen Arm nach unten strecken, jedes Mal wechseln.
- Die Arme vor dem Körper in Brusthöhe zu den Seiten führen und in der Mitte kreuzen.
- Im Wechsel mit der rechten Hand das linke Knie berühren und umgekehrt.
- Ebenso, nur jeweils die Fußspitze (bzw. Ferse) berühren.
- Hinter dem Körper über Kreuz mit der rechten Hand die linke Ferse berühren und umgekehrt.
- Wechselweise die rechte und linke Hand zur Faust ballen, danach auch beide gleichzeitig.

Grundschrittvariation: Die Teilnehmer stehen nun mit leicht gegrätschten Beinen und verlagern das Gewicht wechselweise auf das rechte und das linke Bein, indem sie dieses immer leicht beugen. Im Gegenzug erfährt das andere Bein eine leichte Streckung im Kniegelenk und der Fuß tippt auf dem Boden auf. Wieder erfolgen bei gleich bleibendem Grundschritt der Beine unterschiedliche Armbewegungen:
- Die Arme werden gleichzeitig im Rhythmus der Oberkörperbewegung mit nach rechts und nach links geschwungen.
- Die Arme werden nun nach unten gestreckt und wieder gebeugt.
- Wie oben, nur die Arme im Wechsel beugen und strecken.
- Die Arme gemeinsam bis in Brusthöhe anheben und wieder zurückschwingen.
- Die Unterarme umeinander kreisen – mit Richtungswechsel.
- Mit zu Fäusten geballten Händen nach vorne in die Luft boxen – gemeinsam und im Wechsel.

Weitere Möglichkeiten, den Grundschritt zu variieren:
- Mit hüftbreit geöffneten Beinen stehen. Wechselweise wird nun die Ferse eines Beines nach vorne aufgestellt.
- Die Beine werden wechselweise nach vorne gekickt.

- Die Beine sind wieder etwas weiter gegrätscht. Es erfolgt eine Seitverlagerung, indem das rechte Bein an das linke herangestellt wird, wieder zurück in die Ausgangsposition gebracht (Beine *leicht* geöffnet) und nun das linke Bein an das rechte herangestellt wird.

„Hampelmannvariationen"
Die Teilnehmer springen einen gewöhnlichen „Hampelmann": Die Beine springen in die Grätschstellung und schließen sich wieder; die Arme werden seitlich nach oben geführt, wo sie sich berühren und wieder zurück an die Oberschenkelseiten.
- Die Beinbewegung bleibt dieselbe, aber die Arme bewegen sich in zwei „Stufen": Sie werden bis etwa in Brusthöhe seitlich angehoben und dann erst nach oben zusammengeführt. Genauso wieder zurück.
- Die Beinbewegung bleibt dieselbe, die Arme werden im Wechsel vor dem Körper auf und ab bewegt.
- Nun variiert die Beinbewegung: Die Arme bewegen sich wie beim gewöhnlichen „Hampelmann" seitlich nach oben, die Beine allerdings springen in der Schrittstellung (d.h., ein Bein wird etwas nach vorne versetzt) um.

9.6 Diagnostik der Kopplungsfähigkeit

Von den drei im Folgenden beschriebenen Tests verlangt der erste („seitliches Umsetzen") einige handwerkliche Vorarbeiten. Die beiden folgenden Tests lassen sich ohne größere Vorbereitung durchführen.

9.6.1 „Seitliches Umsetzen"

Quelle:
RÖTHIG, P./GRÖSSING, S. (1985): Kursbuch 3: Bewegungslehre. Wiesbaden: Limpert Verlag, S. 117.

Testziel:
Testen der Kopplungsfähigkeit.

Testbeschreibung:
Zwei Brettchen mit Gummipuffern sind möglichst oft innerhalb von 20 Sekunden seitlich umzusetzen, d.h., die Versuchsperson steht auf einem Brettchen, bückt sich nach dem zweiten, legt es auf der anderen Seite ab und steigt um.

Messverfahren:
Jeder Proband hat zwei Versuche. Die Gesamtpunktzahl setzt sich aus der Summe der Brettchen- und Körperumsetzungen aus zwei Versuchen zusammen.

Mess-/Testgeräte:
Zwei Spanplatten, Größe 25 x 25 x 1,5 cm, pro Spanplatte vier Gummipuffer.

9.6.2 „Ballführtest"

Quelle:
KIRCHNER, G./ROHM, A./WITTEMANN, G. (Hrsg.) (1998): Seniorensport: Theorie und Praxis. Aachen: Meyer & Meyer Verlag, S. 182.

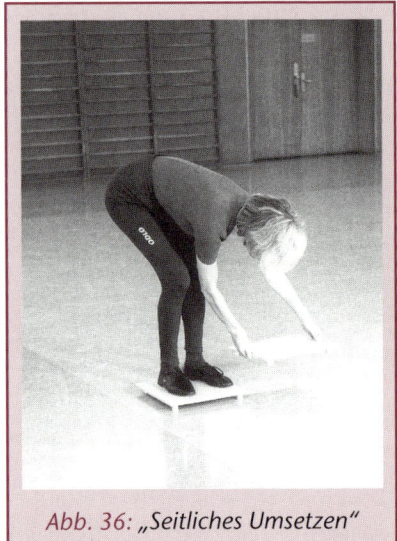

Abb. 36: „Seitliches Umsetzen"

Testziel:
Testen der Kopplungsfähigkeit (Differenzierungsfähigkeit, Antizipationsfähigkeit, Orientierungsfähigkeit).

Testbeschreibung:
Mit einem Stab wird ein Gymnastikball dreimal hintereinander um zwei im Abstand von 3 m entfernte Hindernisse „geführt", zunächst mit der „Vorzugshand", dann mit der anderen Hand.

Messverfahren:
Drei Durchführungen hintereinander: Gewertet wird die beste Zeit in Sekunden für die „Vorzugshand" sowie die beste Zeit in Sekunden für die andere Hand.

Mess-/Testgeräte:
Ein Gymnastikstab, ein Gymnastikball, zwei Ständer oder Pylonen.

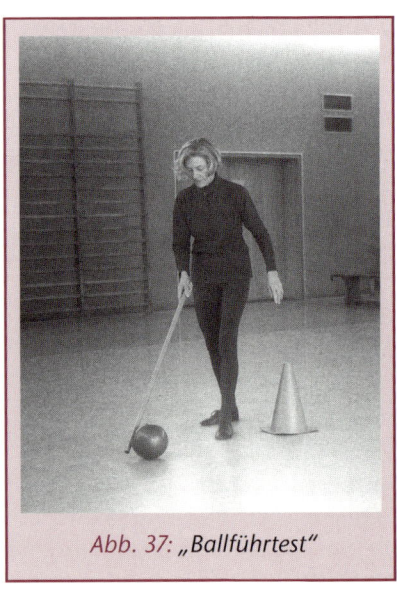

Abb. 37: „Ballführtest"

9.6.3 „Wurf gegen die Wand"

Quelle:
ADOLPH, H./HÖNL, M. (1993): Integrative Sportspielvermittlung. Kassel: Gesamthochschulbibliothek, S. 52-53.

Testziel:
Testen der Kopplungsfähigkeit.

Testbeschreibung:
In der Ausgangsstellung steht die Versuchsperson in zwei Fußmarkierungen, die unmittelbar an einer 3 m breiten und in 1,50 m Entfernung zur Wand befindlichen Linie aufgeklebt sind. Aufgabe ist es, einen Volleyball hoch gegen die Wand zu werfen, die Wand mit beiden Händen zu berühren und den Volleyball hinter der Linie wieder aufzufangen.

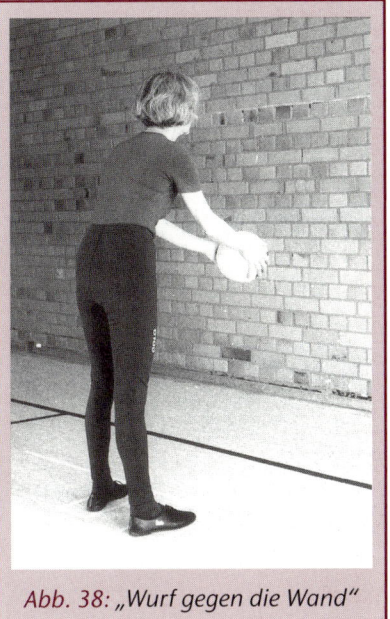

Abb. 38: „Wurf gegen die Wand"

Messverfahren:
Nach einigen Probeversuchen sind insgesamt zehn Wertungsversuche zu absolvieren. Gültig ist der Versuch dann, wenn nach der beidhändigen Wandberührung der von der Wand zurückspringende Volleyball hinter der 1,50-m-Linie wieder aufgefangen wird, ohne vorher den Boden oder die Decke berührt zu haben. Wird während oder unmittelbar nach dem Auffangen des Balles die 1,50-m-Linie betreten oder zur Wand hin überschritten, ist der Versuch ungültig. Jeder gültige Versuch zählt einen Punkt.

Mess-/ Testgeräte:
Klebeband, Volleyball, mindestens 10 m hohe Wand.

BEWEGUNGSKOORDINATION

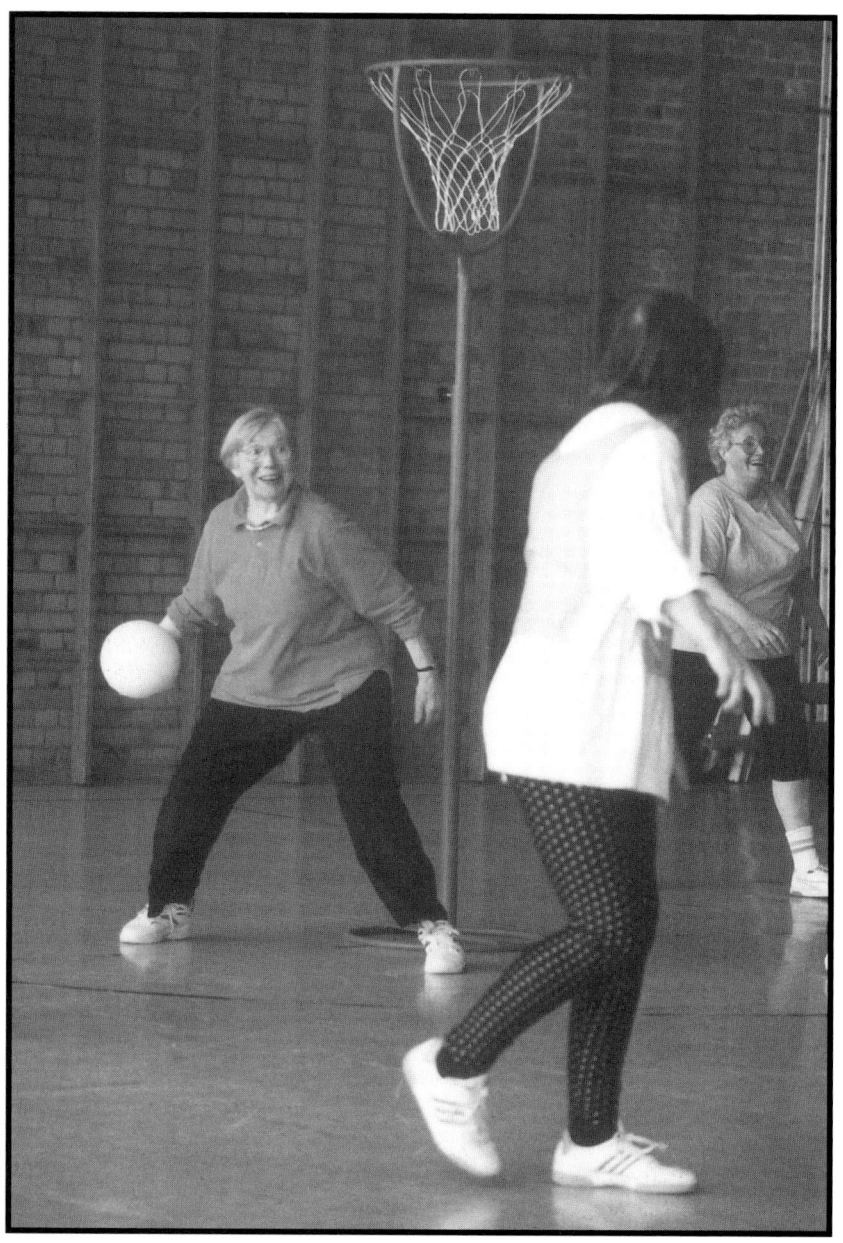

10 Orientierungsfähigkeit

Die Orientierungsfähigkeit hat viele Facetten in unserem Alltag. Wenn wir morgens aufstehen und unsere Körperposition vom Liegen zum Stehen verändern, wird sie bereits auf eine erste Probe gestellt. Während wir uns in der Wohnung bewegen, den Tagesablauf planen und verschiedenen Tätigkeiten nachgehen wie Betten machen, die Zeitung aus dem Briefkasten holen, die Zeit beobachten, bis unsere Frühstückseier fertig sind, orientieren wir uns unentwegt – in Raum und Zeit.

10.1 Definition

> Unter Orientierungsfähigkeit verstehen wir die Fähigkeit ...
>
> ... zur *Bestimmung* und *Veränderung* der Lage und Bewegung des Körpers in *Raum* und *Zeit*, bezogen auf ein definiertes Aktionsfeld (wie z.B. Spielfeld, Schwimmbecken, Judomatte, Turngerät, Skipiste), d.h. die Fähigkeit zur räumlich-zeitlich orientierten Bewegungsregulation.

10.2 Biologische Grundlagen

Die hohe Qualität der *visuellen*, *akustischen* und *kinästhetischen* Sinnesleistungen sichert eine gute Orientierungsfähigkeit. Eine große Bedeutung dabei hat die Stellung des Kopfes.

Bei geübten Sporttreibenden prägt sich nach und nach ein sportartspezifisches „Raumgefühl" aus, welches die Fähigkeit zu distributiver Aufmerksamkeit einschließt, sich darin aber nicht erschöpft. Auch verfügen trainierte Sportler oft über ein bemerkenswertes „Zeitgefühl".

Mehr als manch andere koordinative Fähigkeit ist die Orientierungsfähigkeit an aktive Wahrnehmungsprozesse sowie an produktive Denk-, Vorstellungs- und Gedächtnisleistungen gebunden, die durch intensive sportliche Praxis positiv beeinflussbar sind.

10.3 Die Bedeutung der Orientierungsfähigkeit

Sich zu orientieren, bedeutet, sich in der Umwelt zurechtzufinden, und zwar in räumlicher und in zeitlicher Hinsicht: im Haushalt, in der häuslichen und in fremder Umgebung. Im Gegensatz zu früheren Annahmen haben Männer keineswegs ein prinzipiell besseres Orientierungsvermögen als Frauen, auch wenn sie oft die Führung übernehmen. Entscheidend ist vielmehr die Praxis, z.B. häufiges Unterwegssein in unterschiedlichen Umgebungen, Karten lesen, Einkaufen, gleichgültig, ob es sich um Männer oder Frauen handelt.

10.3.1 Bedeutung im Sport

Besonders in Sportarten, bei denen die Akteure ihre Position ständig verändern, ist es wichtig, die *Raumorientierung* zu gewinnen, zu bewahren oder sinnvoll zu variieren. Veränderungen im Umfeld des eigenen Körpers (Gelände, Partner, Gegner, Handgeräte, Bälle, Flugkurven) in räumlicher und zeitlicher Hinsicht müssen wahrgenommen und angemessen beantwortet werden. Dies ist insbesondere wichtig bei Sportarten wie Kleine und Große Spiele, Trampolinspringen, Turnen, Judo, Golf, Eislauf, Skilauf, Flugsportarten, Wasserspringen, Schwimmen (Wende) sowie beim Orientierungslauf und beim Wandern.

Das **Zeitgefühl** spielt nicht bloß bei Sportarten eine Rolle, bei denen die erzielten Zeiten (und Zwischenzeiten) für den Erfolg entscheidend sind, sondern auch in Sportspielen, bei Waldläufen, Wanderungen, Skitouren u.a.

10.3.2 Bedeutung im Alltag

Zur Bewältigung alltäglicher Aktivitäten ist ein gewisses Maß an räumlicher Orientierungsfähigkeit unabdingbar. So profitiert z.B. die Teilnahme am Straßenverkehr (als Autofahrer, Radfahrer, Fußgänger), das Einkaufen im Supermarkt, das Zurechtfinden in einer ungewohnten oder fremden Umgebung, ja selbst in der eigenen Wohnung (insbesondere bei Dunkelheit) von einer gut entwickelten Orientierungsfähigkeit.

Bei nahezu allen alltäglichen Hantierungen spielt auch die Fähigkeit zur zeitlichen Orientierung eine nicht unwesentliche Rolle.

10.4 Allgemeine Prinzipien zur Verbesserung der Orientierungsfähigkeit

1. Übungen, die eine schnelle und genaue Orientierung in unterschiedlich gearteten und unterschiedlich großen Räumen verlangen.

2. Dieselben Übungen, jedoch in Kombination mit Drehungen des Körpers um die Breiten-, Längs- oder Tiefenachse.

3. Keine Einschränkung des optischen Analysators (kein Verbinden oder Schließen der Augen) bei der Ausführung der Übungen (Ausnahme: akustische und kinästhetische Orientierung).

10.5 Praktische Übungen zur Schulung der Orientierungsfähigkeit

Die Teilnehmer gehen (laufen, tanzen, auch rückwärts oder seitwärts) innerhalb eines begrenzten Feldes (begrenzt durch Linien, Seile, Pylonen, Stangen) kreuz und quer durcheinander mit folgenden Aufgabenstellungen:
- Den anderen Teilnehmern ausweichend, immer den freien Raum aufsuchen.
- Hindernissen ausweichen.
- Handgeräte sollen mitgeführt und „bedient" werden, z.B. einen Tennisring mit einem Gymnastikstab dirigieren (auch um Hindernisse herum), einen Tennisball mit dem Fuß oder mit einem Unihockschläger bewegen, einen Reifen (mit der Hand oder einem Gymnastikstab) vorantreiben, einen Basketball prellen, dabei immer das Liniensystem benutzen.
- In festgelegter Reihenfolge innerhalb der Gruppe 1-2-3- ... einen Gegenstand übergeben.
- Die Hallenseiten wechseln, ohne zusammenzustoßen.
- Die Teilnehmer bewegen sich in ständig wechselnden Feldern, die vor Beginn der Übung vom Übungsleiter markiert worden sind. Hierbei finden sich die Teilnehmer auch paarweise zusammen, z.B. nebeneinander oder hintereinander, gehend oder tanzend. Die Bewegungsräume sollen dabei abwechselnd enger und weiter sein, sodass die Übenden sich ständig neu orientieren müssen.

BEWEGUNGSKOORDINATION

„Das Dreier-Viereck-Spiel"
Ein Raum mit unterschiedlich großen Flächen, die asymmetrisch übereinander liegen, ist der Bewegungsraum. Die Teilnehmer gehen (vorwärts, rückwärts, seitwärts, um Hindernisse, durch Reifen usw.) innerhalb der vier Felder umher, bis ein ausgewähltes Signal angibt, in welches Feld sie sich begeben sollen:
Pfeifton: grünes Feld
Hupton: gelbes Feld
Klingelton: blaues Feld
Klatschen: rotes Feld.
Die Zuordnung der Signale wechselt immer wieder. Ziel ist es, sich so sicher und schnell wie möglich innerhalb der Felder zu bewegen und auf die Signale hin zielsicher zu orientieren (Abb. 39)!

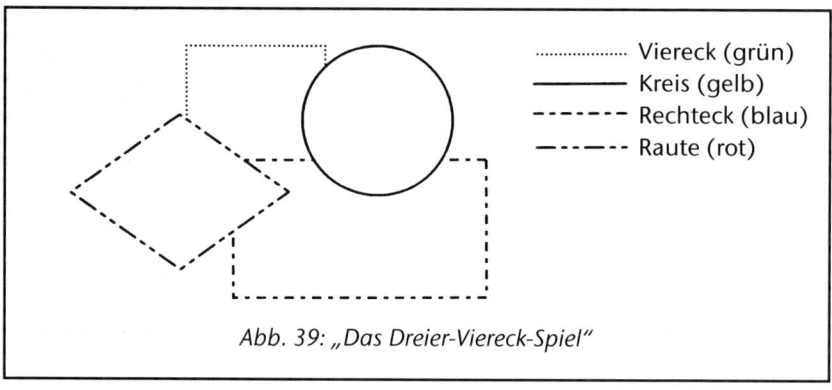

Abb. 39: „Das Dreier-Viereck-Spiel"

„Das komplizierte Dreier-Viereck-Spiel"
Wieder ist der Raum mit den vier unterschiedlich großen Flächen, die asymmetrisch übereinander liegen, unser Bewegungsraum. Weiter benötigt man Luftballons, die identisch sind mit den farbigen Feldmarkierungen und 6-8 Pylonen.
   Die Pylonen werden innerhalb der Flächen verteilt und die Teilnehmer erhalten verschiedenfarbige Luftballons. Auf ein Signal hin sollen alle Ballons in die farbidentischen Felder transportiert werden, ohne die Pylonen umzustoßen. Ziel ist es, sich so sicher und schnell wie möglich innerhalb der Felder zu bewegen, sich auf die Signale hin zielgerecht zu orientieren und den Pylonen auszuweichen.

Weitere Übungsformen
- Der Raum soll mit Postkarten und/oder anderen Materialien ausgelegt werden. Nun sollen die „Hindernisse" umgangen bzw. betreten werden.
- Jeder Teilnehmer hat einen Reifen als Ausgangspunkt, den er nach einiger Zeit des Umhergehens auf ein Signal des Übungsleiters hin wieder möglichst schnell auffinden und betreten soll (Abb. 40).

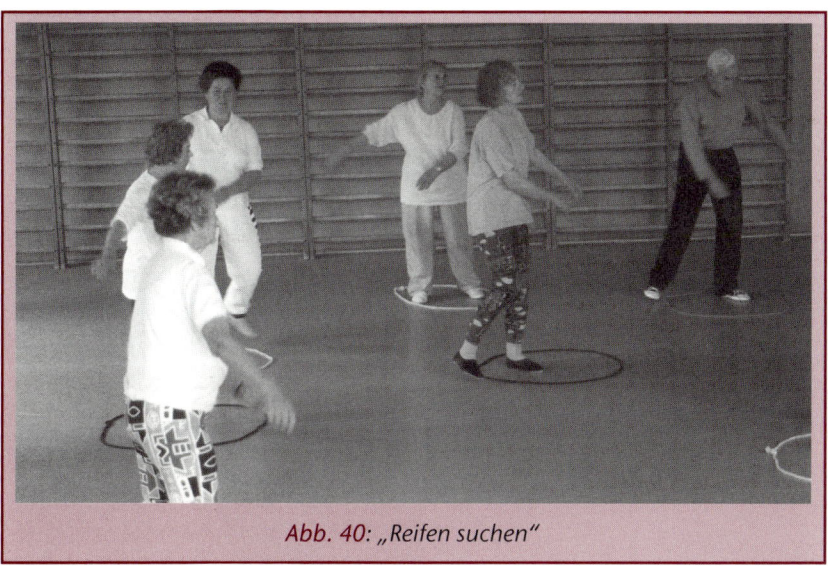

Abb. 40: „Reifen suchen"

- Beim Queren von Linien (Spielfeldmarkierungen) drehen die Teilnehmer sich einmal um sich selbst und gehen dann zügig weiter.
- Die Übenden sollen einen Luftballon durch Schlagen mit den Händen in der Luft halten.
- Nun sollen die Luftballons mit einem Fuß (Knie, Kopf) in der Luft gehalten werden.
- Auf ein Signal hin kommen die Teilnehmer in Kreisen zusammen nach den Farben der Luftballons: alle roten, gelben, grünen und blauen Luftballons bilden jeweils einen Kreis.
- Alle Teilnehmer halten alle Luftballons in der Luft. Jeder Übende ist für jeden Ballon verantwortlich. Kein Ballon soll den Boden berühren.
- Die Teilnehmer gehen alle durcheinander. Jetzt immer Viererkreise mit je einem roten/grünen/gelben/blauen Luftballon bilden.

- Es gibt vier verschiedene Luftballonfarben: rot, gelb, grün und blau. Nun werden vier Parteibänder in diesen Farben in den vier Ecken des Raumes verteilt. Auf Zuruf des Übungsleiters sollen sich nun alle Teilnehmer mit blauen Luftballons in der Ecke mit dem blauen Band zusammenfinden, alle mit gelben Ballons in der Ecke mit dem gelben Band usw. Zwischen jedem Zuruf sollen die Teilnehmer durcheinander gehen und dabei die Luftballons untereinander tauschen. So hat jeder Mitspieler einmal unterschiedliche Farben und muss auf das Signal hin in eine andere Ecke laufen; der Übungsleiter legt die Bänder inzwischen an andere Stellen.
- Die Teilnehmer sollen mehrere Luftballons in unterschiedlichen Farben in der Luft halten. Jede Farbe hat eine andere Aufgabe: Der blaue Luftballon wird z.B. mit der Hand geschlagen, der gelbe wird mit dem Ellbogen hochgehalten und der rote wird mit der Stirn/dem Kopf in der Luft gehalten usw.

Der Teilnehmer soll eine fortlaufende Drehung um die Längsachse entlang einer Linie ausführen und dabei auf ein Signal (Pfiff, Klatschen) hin einen Punkt an der Wand anvisieren und sich diesem nähern. Das Drehen sollte möglichst so ausgeführt werden, dass der Teilnehmer auf der Linie bleibt und das Annähern an die Wand ohne Orientierungsverlust durchgeführt wird.

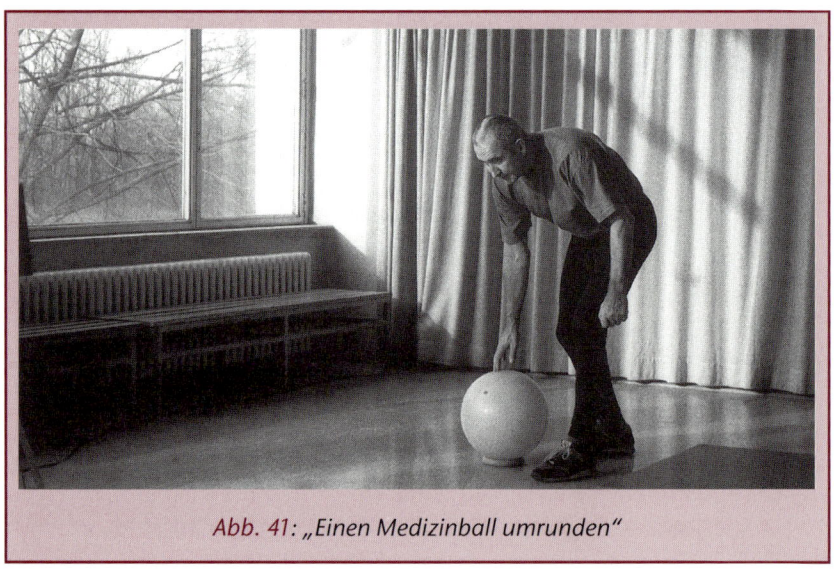

Abb. 41: „Einen Medizinball umrunden"

„Ball dribbeln auf Linien"
Die Übenden versuchen, einen Ball nur auf Spielfeldmarkierungen zu dribbeln
- mit dem Fuß
- mit der Hand
- links und rechts im Wechsel.

„Einen Medizinball umrunden"
Ein Medizinball wird vor eine Mattenbahn gelegt. Ein Übender umrundet den Medizinball mehrfach, berührt ihn dabei mit einer Hand und läuft danach so schnell wie möglich an das Ende der Mattenbahn, ohne diese zu verlassen (Abb. 41 siehe S. 112).

„Drehung um die Körperlängsachse"
- Der Übende hebt in Bauchlage Arme und Beine leicht an, die Augen sind auf den Boden gerichtet. Diese Stellung hält er einige Sekunden. Danach führt er eine Vierteldrehung in die Seitenlage aus, ohne die Arm- oder Beinhaltung zu verändern! Es folgt erneut eine Vierteldrehung in die Rückenlage, die wiederum einige Sekunden gehalten werden soll.
- Der Teilnehmer führt aus der Rückenlage heraus eine ganze Drehung um die Längsachse aus, danach kehrt er wieder in die Rückenlage zurück. Dabei soll er, sobald er sich in Rückenlage befindet, sofort den Oberkörper und die Knie zusammenbringen und schnell wieder in die Rückenlage strecken. Dasselbe auch in die andere Richtung!

„Orientieren am Partner"
Die Teilnehmer bilden Zweiergruppen (feste Partner, A und B): Alle Teilnehmer „A" stehen an einem festen Platz in der Halle, alle „Bs" bewegen sich frei im Raum umher. A gibt das Zeichen für zuvor verabredete Bewegungsrichtungen (rechts, links, vorwärts, rückwärts), denen B Folge leisten soll. Die Rollen werden danach getauscht.

„Wäscheklammern stibitzen"
Jeder Teilnehmer befestigt sich eine Wäscheklammer auf der Rückseite seines T-Shirts. Mit der geübten (ungeübten) Hand soll ein Ball geprellt und mit der rechten/linken Hand sollen den Mitspielern die Wäscheklammern abgenommen werden.

„Suche den günstigen Weg"
Fünf bis zehn Gymnastikreifen liegen verteilt im Raum. Die Teilnehmer suchen den günstigsten Weg von Reifen zu Reifen, wobei *jeder* Reifen betreten werden soll.

„Reifengehen"
Jeder Teilnehmer steht in einem Gymnastikreifen, der auf dem Boden liegt. Die Reifen liegen alle dicht nebeneinander und berühren sich. Nun gehen alle Teilnehmer von einem Reifen in den anderen, ohne sich dabei zu berühren oder das „Reifenfeld" zu verlassen. Sowohl vorwärts als auch rückwärts gehen!

„Reifen suchen"
Jeder Teilnehmer steht neben (s)einem Gymnastikreifen. Nun gehen alle durcheinander um alle Reifen herum: vorwärts, rückwärts, seitwärts. Auf Zuruf des Spielleiters kehren alle möglichst schnell wieder zu ihrem eigenen (ersten) Gymnastikreifen zurück.

„Teppichspiel"
Teppichfliesen werden variabel im ganzen Raum auf dem Boden verteilt. Der Abstand der Teppichstücke sollte nicht größer sein als eine Schrittlänge, sodass ein problemloses Übersetzen zu einem anderen Teppichstück möglich ist. Die Gruppe steht hintereinander aufgereiht.

Die an erster Stelle stehende Person gibt einen von ihr selbst erdachten Parcours über die Teppichstücke vor, die anderen müssen sich den Weg merken und ohne verbale Hilfe nachgehen können. *Ziel*: Einen vorgegebenen Weg einprägen und eigenständig nachgehen.

„Inselspiel"
Matten oder Reifen werden entsprechend der Teilnehmerzahl im Raum verteilt.

Auf ein Zeichen hin sucht sich jeder „seine" Insel, seine „Insel Nr. 1". Danach laufen alle durcheinander und auf ein erneutes Zeichen sucht sich jeder eine neue Insel, „Insel Nr. 2", und so fort, bis jeder fünf Inseln besitzt. Jetzt gibt der Übungsleiter eine Zahl an zwischen 1 und 5. Jeder Mitspieler besetzt *die* „Insel", die in seiner Reihenfolge der jeweiligen Nummer entspricht.

ORIENTIERUNGSFÄHIGKEIT

„Ballsalat"
Die Teilnehmer bilden Kreise und werfen sich einen Ball (z.B. blau) in beliebiger Reihenfolge zu. Angenommen, in dem Kreis befinden sich fünf Mitspieler, so beginnt Erika (ist deswegen die Nr. 1) und wirft den Ball zu Peter (der daher zu Nr. 2 wird). So geht es weiter, bis jeder den Ball einmal bekommen hat und automatisch jeder eine Nummer zugeordnet bekommen hat bis 5. Dieselbe Reihenfolge wird nun einige Male wiederholt, bis sie weitgehend ohne Zögern richtig gespielt werden kann!

Erschwerung: Nun wird ein andersfarbiger Ball (z.B. rot) in umgekehrter Reihenfolge zugespielt. Das heißt, die Zahlenfolge wird nun rückwärts angespielt.

Erschwerung: Beide Bälle werden gleichzeitig gespielt: blau vorwärts und rot rückwärts.
Achtung! Es kann sein, dass beide Bälle sich bei zwei Partnern gleichzeitig überschneiden!

Variation: Durcheinander gehen und einander Bälle in der richtigen Reihenfolge zuwerfen.

„Balldribbeln"
Der Ball muss von den Teilnehmern entlang des vorher abgesteckten Parcours (Stangen, Pylonen) durch den Raum gedribbelt oder mit dem Fuß geführt werden. Ziel ist es, sich den vorgegebenen Weg zu merken und sich mit dem Ball durch den Raum zu bewegen.

„Kopfballon"
Die Teilnehmer stehen sich gegenüber, haben einen Luftballon zwischen den Köpfen und bewegen sich gemeinsam mit vielen Richtungsänderungen im (mit Hindernissen versehenen) Raum umher, ohne anzustoßen.

„Pendelstaffel"
Der erste Spieler jeder Mannschaft steht in einem Reifen und hält den zweiten Reifen bereit.
Auf ein Zeichen legt er Reifen Nr. 2 vor den ersten Reifen, steigt in diesen hinein, zieht den hinteren wieder nach vorne, steigt in diesen usw., bis der gegenüberstehende Partner erreicht ist. Reifenübergabe, und los geht's!

„Give-and-go-Spiel"
Wir bilden Kreise mit acht (oder zehn) Spielern (Abb. 42). Zwei Bälle befinden sich bei zwei sich gegenüberstehenden Spielern. Auf ein Zeichen werden die Bälle nach rechts weitergereicht (1) (weitergeworfen). Wer den Ball weitergespielt hat, tauscht den Platz mit seinem Gegenüber (2) und so fort. Wenn es gut läuft, spielen wir ohne Zeichen des Übungsleiters weiter.

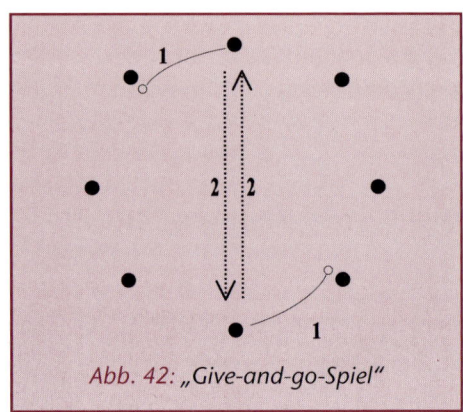

Abb. 42: *„Give-and-go-Spiel"*

Akustische Orientierung

„Finde den Stab"
Der Übungsleiter steht frontal vor der Gruppe in einigen Metern Abstand. Er fordert die Gruppe auf, die Augen zu schließen. Dann rollt er einen Gymnastikstab flach über den Boden in irgendeine Richtung. Die Teilnehmer haben nun, nachdem der Stab still am Boden liegt, die Aufgabe, in Richtung des Stabes zu gehen und möglichst nah an ihn heranzutreten. Derjenige, der am nächsten herangetreten ist, hat die beste akustische Orientierungsfähigkeit.

„Horch auf den Ball"
Der Übungsleiter prellt einen Basketball langsam durch den Raum. Die Übenden folgen mit geschlossenen Augen.

Zeitliche Orientierung

„Ratet die Zeit"
Die Teilnehmer sollen sich eine bestimmte Zeit lang in der Halle durcheinander bewegen. Wenn sie meinen, dass eine zuvor mit dem Übungsleiter vereinbarte Zeit (z.B. eine halbe Minute) vergangen ist, sollen sie stehen bleiben.

Viele Kleine Spiele fordern die Orientierungsfähigkeit heraus, z.B. *Rückschlagspiele* wie Tischtennis (auch auf dem Hallenboden ohne Tisch spielbar), Federball, Indiaca, Familytennis, Ball über die Schnur u.a.
Variation: An einer bestimmten Stelle im Spielfeld liegt ein „rohes Ei".

10.6 Diagnostik der Orientierungsfähigkeit

Der Test „Ball durch die Beine an die Wand" ist für Ungeübte relativ schwierig. In solchen Fällen empfiehlt sich die modifizierte Form!

10.6.1 „Medizinball-Pendellauf"

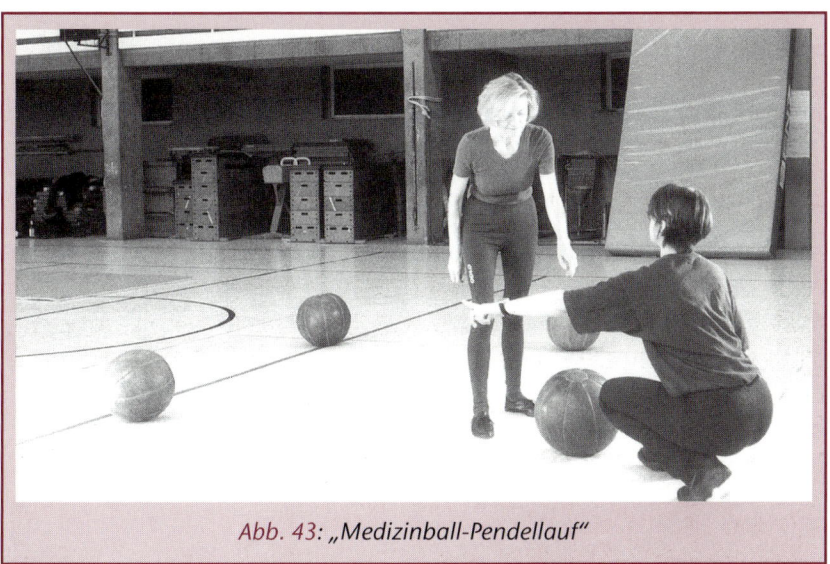

Abb. 43: *„Medizinball-Pendellauf"*

Quelle:
KIRCHEM, A. (1992): Diagnostik motorischer Fähigkeiten und Auswirkungen einer Förderung der Bewegungskoordination im außerunterrichtlichen Schulsport. Erlensee: SFT Verlag, S. 58-59.

Testziel:
Erfassung der räumlichen Orientierungsfähigkeit.

Testbeschreibung:
Der Versuchsleiter nimmt eine Hockstellung vor dem Medizinball *„Ende"* ein. Der Proband steht ihm an dem gleichen Medizinball gegenüber. Der Proband schaut den Versuchsleiter an; er steht also mit dem Rücken zu den Medizinbällen *„Ziel"*. Auf Handzeichen des Versuchsleiters in Richtung auf einen der Medizinbälle

„Ziel" hat der Proband die Aufgabe, zunächst auf den vor ihm liegenden Medizinball *„Ende"* zu schlagen, anschließend zu dem angezeigten Medizinball zu laufen, diesen ebenfalls mit der Hand zu berühren, um danach wieder zu dem zentral liegenden Medizinball zurückzulaufen. Kurz bevor der Proband den Medizinball *„Ende"* wieder mit der Hand berührt, zeigt der Versuchsleiter auf ein neues Ziel, das dann in gleicher Weise, wie beschrieben, wieder angelaufen werden muss. Der Proband muss jedes Mal, nachdem er ein Ziel angelaufen hat, zu dem Medizinball *„Ende"* zurückkehren und diesen mit der Hand berühren. Die Testaufgabe ist erfüllt, wenn der Proband dreimal das angezeigte Ziel angelaufen hat.

Messverfahren:
Der Messwert ist die Zeit vom ersten Berühren des zentral liegenden Medizinballes *„Ende"* zu Beginn des Versuches bis zum Berühren des gleichen Balles, nachdem zum dritten Mal der angezeigte Medizinball *„Ziel"* richtig angelaufen wurde. Der Proband hat zwei Wertungsversuche. Der Versuch, bei dem die geringste Laufzeit benötigt wurde, wird gewertet.

Modifizierungsmöglichkeiten:
Fünf Medizinbälle als Ziel, ungeordnete Reihenfolge der Ziele.

Mess-/Testgeräte:
Stoppuhr, vier Medizinbälle.

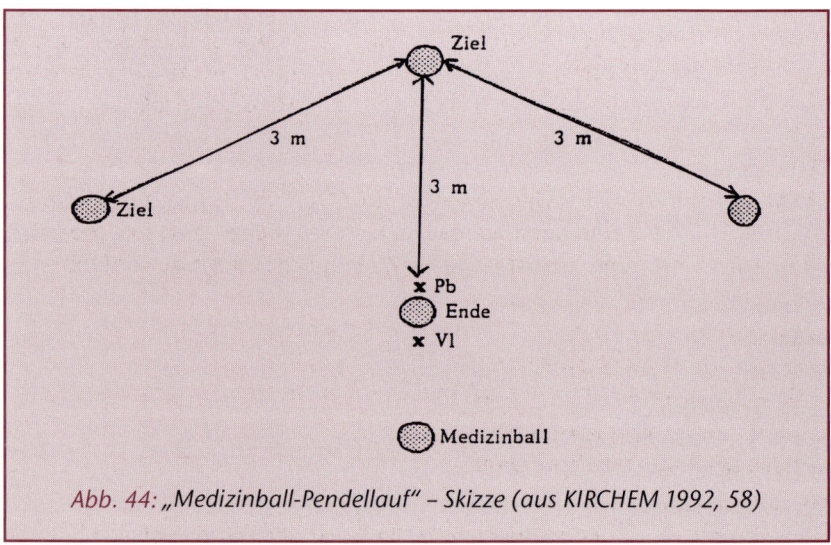

Abb. 44: *„Medizinball-Pendellauf" – Skizze (aus KIRCHEM 1992, 58)*

10.6.2 „Ball durch die Beine an die Wand"

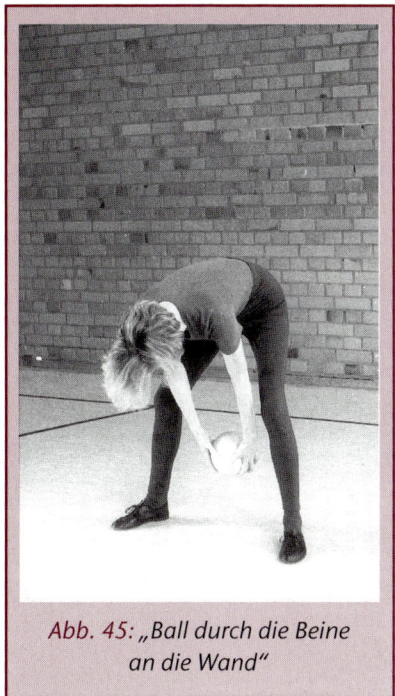

Abb. 45: „Ball durch die Beine an die Wand"

Quelle:
FETZ, K./KORNEXL, E. (1978): Sportmotorische Tests. Berlin – München – Frankfurt/M. Verlag Bartels & Wernitz KG, S. 106.

Testziel:
Erfassung der Orientierungsfähigkeit.

Testbeschreibung:
Benutzt wird eine hohe Wand, von der ein Volleyball gut zurückspringt. In 3 m Abstand von dieser Wand wird der Standort für die Versuchsperson durch eine 20 cm lange Linie markiert. Die Versuchsperson steht an der 3-m-Markierung in Grätschstellung mit dem Rücken zur Wand. Sie wirft den Ball durch die gegrätschten Beine an die Wand und versucht, den Ball durch schnelles Aufrichten und schnelles Umdrehen wieder zu fangen oder zumindest zu berühren, bevor er den Boden erreicht.

Messverfahren:
Der Versuchsleiter macht die Übung vor und beschreibt sie dabei ganz genau. Der Ball muss gefangen werden, ehe er den Boden berührt. Jede Versuchsperson hat fünf Versuche. Gezählt wird die Anzahl der gefangenen Bälle:

gefangen	=	2 Punkte
berührt, aber nicht gefangen	=	1 Punkt
nicht gefangen oder nicht berührt	=	0 Punkte

Modifizierungsmöglichkeiten:
Der Ball darf einmal aufspringen.

Mess-/Testgeräte:
Ebene Wand, die das Rückspringen des Balles gewährleistet, Volleyball.

BEWEGUNGSKOORDINATION

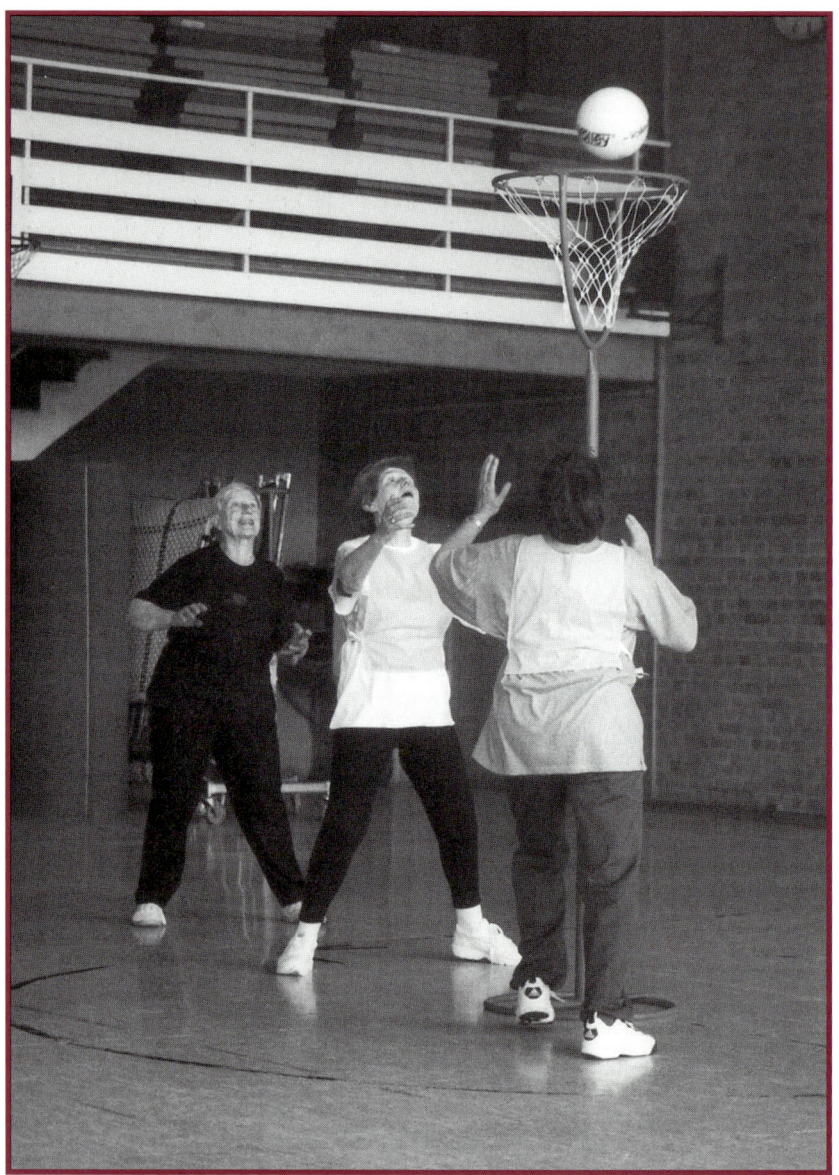

11 Reaktionsfähigkeit

Im Straßenverkehr ist eine gute Reaktionsfähigkeit unerlässlich. Als Verkehrsteilnehmer muss man auf unterschiedliche Signale adäquat reagieren, um sich und seine Mitmenschen nicht in Gefahr zu bringen. Auf visuelle Signale, wie Ampelfarben, Blinklichter von Fahrzeugen oder Baustellenbeleuchtungen, muss rechtzeitig reagiert werden. Ebenso müssen akustische Signale, wie Fahrradklingel, Autohupe oder Sirene, im Alltagslärm erkannt und schnell verarbeitet werden. Taktile Signale, wie das Rempeln in Menschenmassen, sollten zu einer raschen Ausweichbewegung veranlassen.

11.1 Definition

Unter Reaktionsfähigkeit versteht man die Fähigkeit ...

... auf ein bestimmtes Signal hin eine schnelle Bewegungshandlung auszuführen.

11.2 Biologische Grundlagen

Die Reaktionsfähigkeit resultiert aus der Summe der Geschwindigkeiten von Reizaufnahme, Weiterleitung und Verarbeitung von Informationen mit dem Ziel der schnellstmöglichen Handlungsregulation. Sie stellt hohe Anforderungen an das funktionierende Zusammenspiel von Analysatoren (z.B. Gehör) – prämotorisch – und die zur Realisierung der Bewegungsaufgabe notwendige Muskelinnervation – motorisch – in kürzestmöglichen Zeitabständen.

Mit zunehmendem Alter ist eine Verlängerung der *prämotorischen* Zeit zu beobachten, während die eigentliche *motorische* Zeit unverändert bleibt. Das bedeutet, dass der ältere Mensch mehr Zeit braucht, um zu reagieren, die eigentliche Reaktion dann aber in der gleichen Geschwindigkeit abläuft wie bei Jüngeren.

11.3 Die Bedeutung der Reaktionsfähigkeit

Das angemessene Reagieren auf Signale kann unter Umständen lebenswichtig sein. Ausschlaggebend ist das Erkennen und Herausfiltern eines bestimmten Signals aus dem „Pool" einströmender Reize, die blitzschnelle Auswertung ihrer Bedeutung und die bestmögliche Reaktion in der jeweiligen Situation. Das Optimum ist das maximal schnelle Reagieren.

11.3.1 Bedeutung im Sport

Eine gute Reaktionsfähigkeit erleichtert Ausführung und adäquate Bewältigung sportartspezifischer Anforderungen, wie z.B. das Reagieren des Läufers auf den Startschuss, das Reagieren des Torwarts auf Schüsse und Würfe. Sportspieler versuchen, die gute Reaktionsfähigkeit ihrer Gegner durch Finten auszuschalten. In der Regel erfordert eine komplexe motorische Situation nicht nur *schnelle*, sondern auch *genaue* Reaktionsleistungen.

11.3.2 Bedeutung im Alltag

In den unterschiedlichsten Alltagssituationen profitieren wir von einer gut ausgeprägten Reaktionsfähigkeit. Im Straßenverkehr muss man gelegentlich schnell zur Seite springen oder plötzlich abstoppen. Einen fallenden Gegenstand kann man oft noch durch schnelles Reagieren auffangen, einer verschütteten Flüssigkeit ausweichen.

Eine große Rolle spielt oftmals auch, die „richtige" Reaktion zu wählen, sich zwischen mehreren Möglichkeiten zu entscheiden (Wahlreaktion).

11.4 Allgemeine Prinzipien zur Verbesserung der Reaktionsfähigkeit

1. Einfache Reaktionsübungen: schnellstmögliches Reagieren auf vorher festgelegte Signale (optisch, akustisch).
2. Verkürzung der Vorbereitungszeit: Signale, die eine Reaktion ankündigen (z.B. das Vorstartsignal – ein lang gezogener Pfiff – für den Startsprung beim Schwimmen), allmählich auf ein zeitliches Minimum bzw. auf das eigentliche Reaktionssignal reduzieren.
3. Die Vorausbestimmung des Signals unterbinden.
4. Signale in unregelmäßigen Abständen erfolgen lassen.
5. Kopplung von Signalen und Reaktionen: Kennenlernen verschiedener Signale (optisch, akustisch, taktil) in Verbindung mit zunächst einfachen Reaktionen.
6. Vergrößerung der Signalvarianten und des Spektrums der zugeordneten Reaktionen. Mehrere akustische (Klingel, Hupe, Pfeife) und visuelle (Farben, Wörter) Signale mit verschiedenen Bewegungsformen verbinden.
7. Wahlreaktionen ermöglichen: Bei einem bestimmten Signal kann entweder so oder anders regiert werden.
8. Kopplung von Reaktion und Genauigkeit.

11.5 Praktische Übungen und Spielformen zur Schulung der Reaktionsfähigkeit

„Kennenlernen und Koppeln von Signalen und Reaktionen"
Die verschiedenen Signale (Pfeife, farbige Pappschilder, Handzeichen, Zurufe, Hupe, Pfiff, Klingel, Klatschen, Musikstopp usw.) werden zunächst mit einfachen Reaktionen (wie gehen vorwärts, gehen rückwärts) verbunden.

Das Spektrum möglicher Reaktionen wird erweitert: seitwärts gehen, langsam gehen, schnell gehen, traben, drehen linksherum, drehen rechtsherum und dann gehen, Kreuzschritt vorne, Kreuzschritt hinten, zwei Schritte vor, zwei Schritte zurück, zwei Schritte nach links, drei Schritte nach rechts, auf einem Bein stehen, Partner anfassen, Ball prellen usw.

„Reagiere angemessen"
Der Übungsleiter steht mit dem Gesicht zur Gruppe und gibt durch Handzeichen (oder durch einen auf Pappe gezeichneten Pfeil) eine Richtung an:
- Die Gruppe soll in der angezeigten Richtung reagieren.
- Die Gruppe soll entgegen der angezeigten Richtung mit unterschiedlichen Bewegungen antworten – je nach vorheriger Vereinbarung mit dem Spielleiter.

„Zwischendurch ein paar Fingerspiele"
Bis auf den Daumen werden die Finger einer Hand durchnummeriert (1 = Zeigefinger, bis 4 = kleiner Finger). Der Übungsleiter nennt nun eine dieser vier Zahlen, woraufhin die Übenden schnell den entsprechenden Finger zum Daumen führen. Die Nummerierung beginnt jetzt beim Daumen der linken Hand mit eins und endet am kleinen Finger der rechten Hand mit zehn. Entsprechend sollen die Finger nun nach Ansage zusammengeführt werden – z.B.: Zusammenführen von Finger 3 und 8 (also beide Mittelfinger) oder eins und neun (linker Daumen und rechter Ringfinger).
Es können auch (im Sitzen) die Zehen mit einbezogen werden. Viel Spaß!

„Vorläufer"
Ein Teilnehmer läuft vor der Gruppe her und führt verschiedene Übungen durch. Die hinter ihm gehende oder laufende Gruppe kopiert seine Übungen zeitgleich.

„Farbenspiel"
Alle Teilnehmer gehen durcheinander durch die Halle. Es werden Farben gerufen oder mit kleinen Tüchern oder kleinen Tafeln angezeigt. Vor dem Spiel werden den Farben bestimmte Aufgaben zugeordnet, z.B.:
 grün = alle rücken einen Platz nach rechts
 gelb = alle stehen auf
 rot = alle strecken die Arme hoch
 blau = alle gehen um den Stuhl herum.

„Schwänzchenfangen"
Benötigt werden Parteibänder oder Tücher. Jeder Teilnehmer nimmt sein Band und steckt es sich hinten in seine Hose, sodass noch ein Stück herausschaut. Jeder ist nun Fänger und muss so viele *Schwänzchen* wie möglich erhaschen und sein eigenes dabei verteidigen. Wer sein „Schwänzchen" verloren hat, darf nicht mehr Jagd auf andere machen.

REAKTIONSFÄHIGKEIT

„Atomspiel"
Verschiedenfarbige Luftballons müssen aufgeblasen und an die Teilnehmer verteilt werden.
　Jeder Teilnehmer geht mit seinem Luftballon kreuz und quer durch die Halle. Auf Zuruf erfolgt eine rasche Gruppenbildung nach gleicher Ballonfarbe. Folgende Variationen des Spiels sind denkbar:
- Alle Spieler laufen im Raum frei durcheinander zur Musik. Bei Musikstopp hält der Übungsleiter ein Schild, auf dem ein Wort geschrieben steht, hoch. Hat das Wort vier Buchstaben, müssen Vierergruppen gebildet werden usw.
- Der Übungsleiter ruft das Wort nur zu.
- Der Übungsleiter gibt bei Musikstopp eine Zahl zwischen eins und zwölf an für die Monate Januar bis Dezember. Ruft er z.B. fünf, finden sich alle im Mai Geborenen zusammen, die anderen gehen weiter.
- Zusammenfinden nach bestimmten Merkmalen, wie Haarfarbe, Schuhgröße, Körpergröße, Kleidungsfarbe etc.

„Bodenkontakt"
Alle Anwesenden bewegen sich im Raum zur Musik und beobachten den Spielleiter. Wenn dieser eine bestimmte Zahl ruft, muss jeder mit entsprechend vielen Körperteilen den Boden berühren (unter Zuhilfenahme von Füßen, Händen, Fingern, Gesäß etc.).
　Die Aufgabe kann auch paarweise gelöst werden. Denkbar ist auch nonverbale Kommunikation: Die Zahl wird nur per Fingerzeig oder mittels einer Tafel bekannt gegeben.

„Formen suchen"
Alle Teilnehmer bewegen sich nach Musik frei im Raum. Bei Musikstopp suchen sich alle eine Markierung oder ein Gerät im Raum mit der Form, die gerade vom Übungsleiter angezeigt wurde – rund, viereckig oder rechteckig, z.B. einen Kasten, einen Reifen oder eine ausgebreitete Zeitung etc.

Als *weitere Spielformen* erfolgen auf ein Signal des Übungsleiters aus dem Gehen/Laufen heraus folgende Reaktionsübungen:
- 1 x pfeifen = Tempowechsel.
- 2 x pfeifen = Richtungswechsel.
- Schnelles Aufstellen in Linien, Reihen oder Kreisen.
- Aufnehmen/Ablegen von Geräten, wie z.B. am Boden liegende Doppelklöppel, Bänder, Bälle, Bierdeckel etc.

- Einen Luftballon in der Luft hochhalten – auf Zuruf je mit Hand, Fuß, Kopf oder Knie.
- Die Teilnehmer laufen durcheinander und sollen dabei auf unterschiedliche, zuvor festgelegte oder nicht festgelegte Signale reagieren durch Ausführung einer halben/ganzen Drehung, durch abruptes Stehenbleiben (auch auf einem Bein).

Übungs- und Spielformen mit einem Partner

„Schnapp den Ball"
Die Partner stehen sich auf kurzer Distanz gegenüber. Einer hat die Hände auf dem Rücken; der andere hält einen Ball und wirft ihn überraschend dem Partner zu, der ihn fangen soll.

„Fallstab"
Die Übung wird zu Paaren ausgeführt. Partner A lässt einen senkrecht gehaltenen Stab fallen und Partner B soll ihn so schnell wie möglich fassen.
- Partner A hält den Stab senkrecht vor dem Körper, Partner B steht mit dem Rücken zu ihm. Auf Zuruf dreht B sich blitzschnell um und fängt den Stab, den A bei Zuruf loslässt.
- Partner A und B haben einen Stab, senkrecht auf dem Boden aufstehend, in der Hand. Beide lassen gleichzeitig ihren Stab los und halten den des Partners fest.

„Ballreaktionsübung"
Die Teilnehmer spielen einen Ball in Zweiergruppen an die Wand. Dabei wirft zunächst Spieler A den Ball an die Wand und Spieler B fängt ihn. Sogleich wirft B ihn wieder an die Wand und A muss nun fangen. Es wird im Wechsel weitergespielt, bis eine vorher vereinbarte Wurfanzahl erreicht worden ist (Abb. 46).

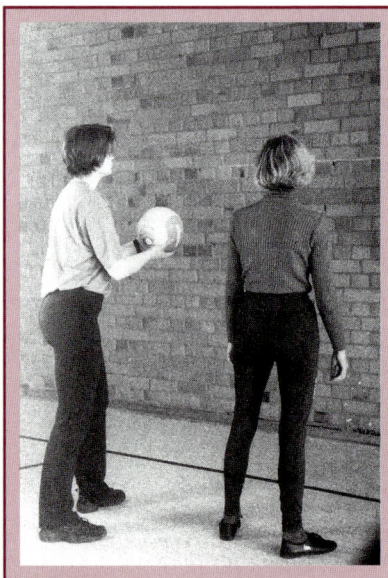

Abb. 46: „Ballreaktionsübung"

Der Ball kann einhändig (auch mit der ungeübten Hand), mit dem rechten bzw. linken Fuß sowie mit einem Tennisschläger gespielt werden.

„Spiegelbild"
Zwei sich gegenüberstehende Teilnehmer (Abstand 3-4 m) führen mit jeweils einem Ball die gleichen Bewegungen aus. Einer führt dabei die Übungen an, der andere kopiert sie. Ziel ist es, die Bewegungen möglichst zeitgleich auszuführen. Es ist auch denkbar, kurze Szenen zu spielen, wie z.B. diese: Partner A stellt sich vor seinen *Spiegel* (Partner B) und vollzieht seine Morgentoilette. Partner B gibt als ordentliches Spiegelbild alle Bewegungen wieder, allerdings seitenverkehrt.

„Zwei-Ball-Spiel"
Zwei (oder mehr) Spieler halten bei unterschiedlichen Aufstellungsformen zwei Bälle im Spiel.

„Abprallspiel"
Zwei (oder mehr) Spieler werfen nach drei Ballkontakten einen Ball gegen ein Ziel (Wand, Basketballkorb etc.) und versuchen, den Ball ständig im Spiel zu halten; ähnlich wird beim Billard mit Bande gespielt!

„Roboterspiel"
Die Teilnehmer bilden Paare, die sich hintereinander aufstellen. B steht hinter A und dirigiert ihn wie folgt:
Tippt er A auf beide Schultern gleichzeitig, bedeutet es für A geradeaus gehen.
Tippt er A auf die rechte Schulter, bedeutet es für A rechts gehen.
Tippt er A auf die linke Schulter, bedeutet es für A links gehen (Abb. 47).
Hinweis: Roboter A soll nur ganz kleine Schritte gehen, um angemessen reagieren und den anderen Paaren ausweichen zu können.

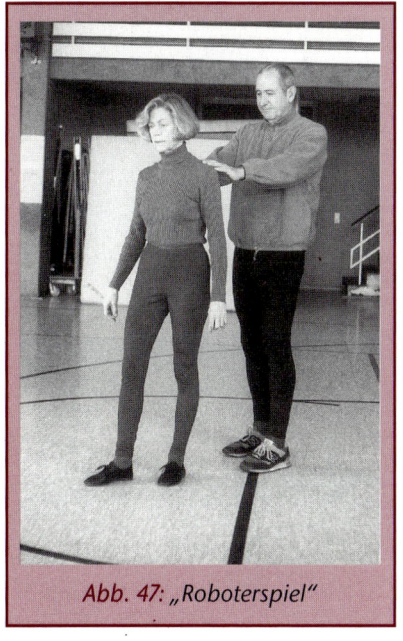

Abb. 47: „Roboterspiel"

BEWEGUNGSKOORDINATION

„Zwei Bälle fangen"
Die Partner A und B stehen sich im Abstand von 1,5 m gegenüber. A wirft zwei Tennisbälle gleichzeitig nach vorne, sodass sie zusammenprallen. B soll beide Bälle fangen. Zur Variation sowohl den Abstand zwischen den Partnern sowie den Ballwurfwinkel vergrößern.

„Umdrehen und fangen"
Es werden Paare gebildet. Partner A steht in ca. 3 m Abstand mit dem Rücken zu Partner B.
   Dieser wirft ihm einen Ball zu und ruft gleichzeitig *Hep*. A dreht sich abrupt um und versucht, den Ball zu fangen.

„Aufgepasst"
Es werden Paare gebildet, wobei Partner A ca. 1 m hinter Partner B steht. A wirft einen Ball so über Bs Kopf hinweg, dass er knapp vor dessen Augen herunterfällt. B soll ihn aus der Luft fangen.

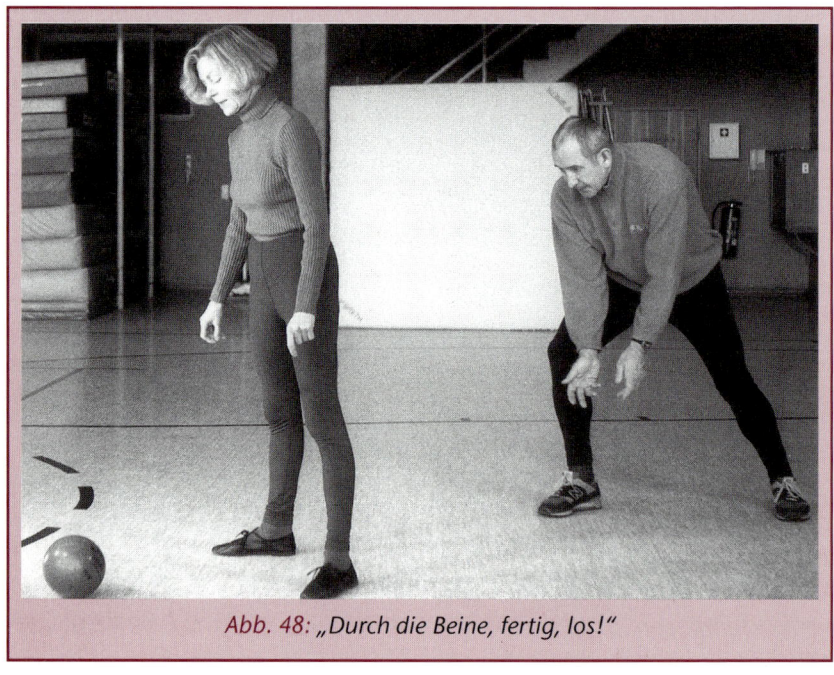

Abb. 48: *„Durch die Beine, fertig, los!"*

„Durch die Beine, fertig, los!"
Zwei Teilnehmer stehen hintereinander. Der Hintere rollt einen Ball durch die gegrätschten Beine des Vorderen. Dieser versucht, sobald er den Ball wahrgenommen hat, hinterherzulaufen und den Ball zu stoppen (mit der Hand oder dem Fuß) (Abb. 48 sieh S. 128).

„Finde die richtige Zahl"
Es werden Mannschaften gebildet zu drei bis vier Personen. Aufgabe ist es, von einer bestimmten Markierung aus auf eine Wand zuzulaufen, an der Plakate befestigt sind. Auf diesen Plakaten befinden sich Zahlen von eins bis zwanzig, die allerdings völlig durcheinander in unterschiedlicher Schriftgröße und Schriftart angebracht worden sind. Das erste Mannschaftsmitglied in der Gruppenaufstellung läuft nun auf das Startzeichen des Übungsleiters hin mit einem Stift zur Wand, streicht die Ziffer 1 durch, läuft zurück und übergibt dem Zweiten den Stift, das sogleich losläuft, um die Ziffer 2 durchzustreichen usw.

Gewonnen hat die Mannschaft, die zuerst alle Zahlen in der richtigen Folge durchgestrichen hat und wieder in einer Reihe am Ausgangsort sitzt.

Übungs- und Spielformen im Kreis

„Gerade oder ungerade"
Die Teilnehmer stehen in einem Kreis. Der Übungsleiter nennt Zahlen zwischen eins und zehn. Bei geraden Zahlen klatschen alle in die Hände, bei ungeraden Zahlen stampfen alle mit den Füßen auf. Jetzt bedeuten z.B. drei und sechs „nichts tun" usw.

„Bälle einholen"
Zwei verschiedenfarbige Gymnastikbälle (z.B. rot und blau) befinden sich bei im Kreis gegenüberstehenden/-sitzenden Personen. Nun werden beide Bälle in die gleiche Richtung weitergegeben. Der rote Ball muss versuchen, den blauen Ball zu überholen bzw. umgekehrt.

„Hip-Hep"
Jeder Teilnehmer hat einen Gymnastikball. Auf Zuruf *Hep* wirft jeder seinen Ball zu seinem rechten Nachbarn, bei *Hip* wirft jeder seinen Ball zu seinem linken Nachbarn. Auf Zuruf des Übungsleiter soll nun die Richtung entsprechend schnell geändert werden.

Eine Variation dieses Spieles:
Zusätzlich werden in dem Kreis immer diejenigen Spieler, die sich gegenübersitzen, als Paare bestimmt: Paar 1, Paar 2 usw. Sobald der Übungsleiter eine Paarnummer nennt, muss dieses Paar sich gegenseitig die Bälle zuwerfen. Nun werden beide Spielanteile kombiniert: Die Spieler müssen demnach auf folgende Zurufe des Übungsleiters reagieren: *Hip* oder *Hep* sowie 1, 2 usw.

„Bohnensäckchen werfen"
Die Teilnehmer werfen mit einer Hand ein Bohnensäckchen hoch, klatschen dabei mehrere Male in die Hände und fangen es wieder auf.

„Reifenspiel"
Alle Teilnehmer stehen mit ihrem Reifen in einem Kreis. Jeder *zwirbelt* seinen Reifen. Auf Zuruf des Übungsleiters gehen alle Teilnehmer zwei, drei oder vier Reifen weiter in vereinbarter Richtung. Dieser Reifen soll dann gefasst werden. Auch mit Richtungsänderung durchführen.
Variation: Jeder Teilnehmer *zwirbelt* seinen Reifen (wie oben) und geht dann weiter, um den Reifenkreis herum. Kommt er an einem Reifen vorbei, der kurz vor dem Stillstand ist, geht er schnell in diesen Reifen hinein. *Achtung:* Es ist immer ein Reifen weniger vorhanden als Mitspieler da sind!

„Kreisball"
Alle Teilnehmer stehen in einem Kreis, ein Teilnehmer befindet sich in der Mitte. Der Spieler in der Kreismitte wirft den Ball 1-2 m hoch und ruft den Namen einer Person, die im Kreis steht. Diese muss den Ball fangen, die Position des Vorgängers einnehmen und die gleiche Aufgabe ausführen. Ziel ist das angemessene Reagieren auf Zuruf des eigenen Namens sowie das Fangen des Balles und das schnelle Abspielen.

Übungs- und Spielformen mit Mannschaftbildung

„Nummernwettlauf"
Alle Spieler sitzen hintereinander auf vier, zu einem Stern, aufgestellten Bänken verteilt. Angenommen, es sitzen auf jeder Bank vier Mitspieler, so erhalten diese jeweils von vorne nach hinten die Zahlen eins bis vier. Ruft der Spielleiter die Zahl *eins*, so laufen alle Personen, die die Nummer eins haben, im

Uhrzeigersinn um alle Bänke herum. Die Mannschaft, deren Spieler am ehesten wieder die eigene Bank erreicht hat, erhält einen Punkt.

„Schwarz-weiß"
Es werden zwei Gruppen gebildet: *schwarz* und *weiß*. Die Spieler stellen sich entlang einer Linie in Reihen auf, sodass immer ein Spieler der Gruppe *weiß* einem Spieler der Gruppe *schwarz* gegenübersteht. Zwischen den beiden Spielern muss jeweils mindestens 1 m Abstand sein.

Ruft der Spielleiter nun eine der beiden Farben, so müssen die Spieler derjenigen Farbenseite so schnell wie möglich auf ihrer Hallenseite weglaufen und die Spieler der anderen Farbengruppe müssen versuchen, diese, noch bevor sie das Hallenende (oder eine Markierung) erreicht haben, zu fangen. Gelingt ihnen dies, so erhält deren Mannschaft einen Punkt. Andernfalls geht der Punkt an die andere Gruppe.

„Verkehrspolizei"
In allen vier Hallenecken stehen vier Gruppen mit ca. 4-5 Spielern. In der Mitte der Halle steht der Spielleiter, der *Verkehrspolizist*. Dieser gibt durch Anweisung mit seinen Armen (nach rechts und links ausgebreitet) die freie *Fahrtrichtung* an. Je nach dem, wie er steht, müssen immer unterschiedliche Gruppen die Hallenseite miteinander tauschen.

„Seitenwechsel"
Die Spieler stehen zu einem Viereck verteilt auf einer Fläche von ca. 6 x 6 Metern. Der Spielleiter steht in der Mitte. Die sich jeweils gegenüberstehenden *Viereckseiten* (Gruppe 1 und 2) müssen auf Zuruf des Spielleiters hin ihre Seiten tauschen.

„Keulendieb"
Zwei Mannschaften sitzen sich in Reihen nebeneinander in ca. 10-15 Metern Abstand gegenüber (Bank, Boden). Dabei sitzen sich jeweils zwei Spieler mit der gleichen Nummer gegenüber. Wird eine Nummer aufgerufen, müssen die beiden Spieler mit der dazugehörigen Nummer sich so schnell wie möglich dem Kegel, der in der Mitte zwischen den beiden Mannschaften steht, nähern und versuchen, ihn vor den Augen des *Gegners* zu fassen und blitzschnell damit zu ihrer Mannschaft zurückzukehren. Gelingt dies, bekommt die Mannschaft einen Punkt. Wird der Spieler auf dem *Fluchtweg* zu seiner eigenen Mannschaft von dem Verfolger berührt, so muss er den Punkt an die gegnerische Mannschaft abgeben.

„Haltet eure Seite frei"
Es werden zwei Gruppen gebildet, die sich innerhalb eines abgegrenzten Feldes gegenüberstehen. Jede Gruppe erhält eine gleich große Anzahl von Bällen. Die Aufgabe besteht darin, möglichst alle Bälle ins gegnerische Feld zu werfen oder zu rollen. Nach einer vorher bestimmten Zeit werden die verbliebenen Bälle gezählt. Die Mannschaft, in deren Feld weniger Bälle sind, hat gewonnen.

„Schnelles Stabfassen"
Alle Spieler sitzen im Kreis. Ein Spieler hält in der Kreismitte einen Stab senkrecht auf dem Boden stehend, ruft den Namen eines Mitspielers und lässt gleichzeitig den Stab los. Der aufgerufene Mitspieler muss so schnell wie möglich zu dem Stab hingehen und ihn festhalten, bevor er auf den Boden fällt.

„Die Reise nach Jerusalem"
Benötigt werden zehn Personen, neun Stühle, jeweils ein blauer, roter und gelber Signalpfeil.

Die Stühle werden im Kreis aufgestellt, sodass die Teilnehmer problemlos darum herumgehen können. Es ist jeweils ein Stuhl weniger vorhanden als Mitspieler da sind! Auf ein Signal hin (gelber Pfeil = hinsetzen; blauer Pfeil = Arme hochnehmen; roter Pfeil = Richtungswechsel) muss so schnell wie möglich die entsprechende Reaktion erfolgen. Die Person, die keinen Sitzplatz hat, scheidet aus. Erneut wird dann ein Stuhl aus dem Stuhlkreis herausgenommen. Das Spiel endet, wenn eine Person übrig bleibt.

„Wo kommt der Ball?"
Die Mannschaften spielen einen Ball (mehrere Bälle) über eine aufrecht stehende Weichbodenmatte.

11.6 Diagnostik der Reaktionsfähigkeit

Bei Reaktionstests kann entweder die nach einem Signal zur Ausführung einer Reaktion erforderliche *Zeit* oder die zurückgelegte *Wegstrecke* gemessen werden.

11.6.1 „Komplexer Reaktionstest"

Quelle:
KIRCHNER, G./ ROHM, A./ WITTEMANN, G. (1998): Seniorensport: Theorie und Praxis. Aachen: Meyer & Meyer, S. 186.

Testziel:
Erfassung der Reaktionsfähigkeit.

Testbeschreibung:
Der Ball wird am oberen Ende zweier geneigter Bänke gehalten und auf ein Kommando (akustisch oder optisch) losgelassen. Die Testperson muss den

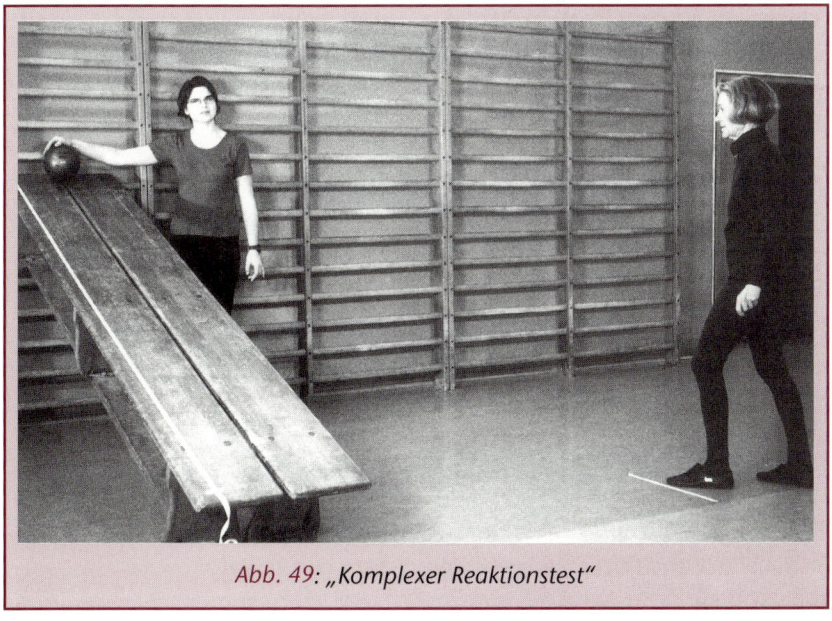

Abb. 49: „Komplexer Reaktionstest"

Ball, aus einer Entfernung von 1,50 m antretend, mit beiden Händen schnellstmöglich stoppen.

Messverfahren:
Bewertet wird die zurückgelegte Strecke des Balles in cm.

Mess-/Testgeräte:
Zwei Bänke, Sprossenwand, Bandmaß, Ball, akustisches oder optisches Signal.

11.6.2 „Stabfassen"

Quelle:
FETZ, F./KORNEXL, E. (1993): Sportmotorische Tests. Wien: ÖBV Pädagogischer Verlag, S. 53.

Testziel:
Erfassung der Reaktionsfähigkeit.

Testbeschreibung:
Die Testperson sitzt im Reitsitz auf einem Stuhl, mit dem Gesicht zur Lehne. Eine Hand liegt an den Handwurzeln auf der Lehne auf. Vor der Testperson steht der Versuchsleiter. Er lässt einen mit Zentimetermarkierung versehenen Stab senkrecht neben der Hand der Testperson herabhängen. Die Testperson umgreift den Stab mit leicht geöffneter Faust (Abstand der Handinnenfläche rundherum ca. 1 cm). Dann hebt (senkt) der Versuchsleiter den Stab so weit, bis sich der obere Rand der Hand und die Nullmarkierung am

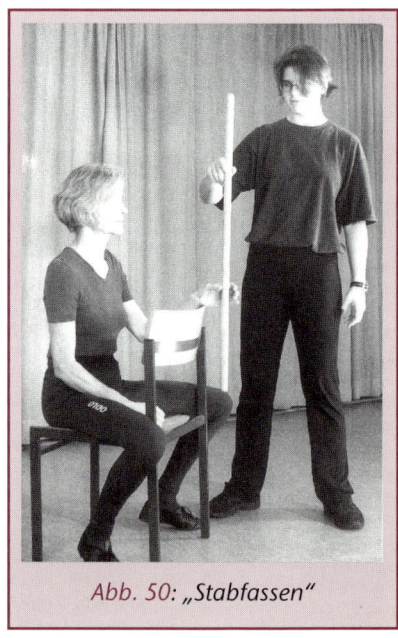

Abb. 50: „Stabfassen"

Stab (im unteren Drittel des Stabes) auf einer Höhe befinden. Er gibt hierauf mit dem Kommando *„fertig"* der Testperson zu verstehen, dass er in den nächsten 1-3 Sekunden den Stab fallen lässt. Die Testperson hat die Aufgabe, den Stab nach dem Auslassen möglichst rasch durch Schließen der Faust abzufangen.

Messverfahren:
Gemessen wird der Abstand der neuen Griffstelle (Daumenseite) von der Nullmarkierung in cm. Die Testperson hat fünf Versuche, wobei der Erste und der Schlechteste bei der Berechnung des arithmetischen Mittels unberücksichtigt bleiben.

Mess-/Testgeräte:
Stuhl, Gymnastikstab mit Zentimetermarkierung.

BEWEGUNGSKOORDINATION

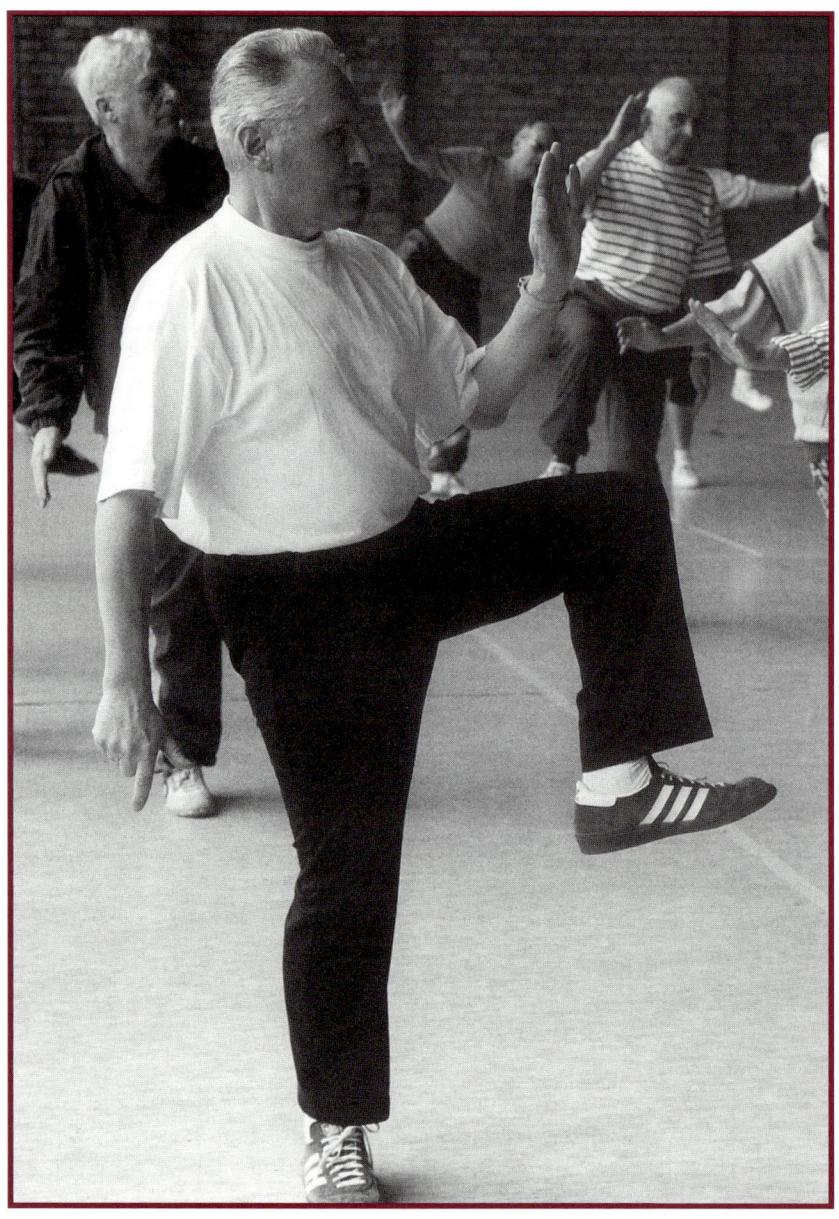

12 Rhythmusfähigkeit

Besonders das Tanzen erfordert ein ausgeprägtes Rhythmusgefühl. Aber auch jede andere fließende Bewegung stellt hohe Anforderungen an die Fähigkeit, eine Bewegungshandlung zeitlich-dynamisch zu gliedern.

12.1 Definition

> Rhythmusfähigkeit ist die koordinative Leistungsvoraussetzung ...
>
> ... zur Wahrnehmung der zeitlich-dynamischen Gliederung eines Bewegungsvollzuges, zur Speicherung und letztendlich Nutzung der Fülle von Informationen als orientierungsvereinfachtes Handlungsmuster, einen Bewegungsablauf zweckmäßig zu gliedern und in erfassbare rhythmische Ganzheiten zu gruppieren.

12.2 Biologische Grundlagen

Der menschliche Organismus unterliegt einer inneren Funktionsordnung, welche durch biologische Rhythmen mit unterschiedlichen Frequenzen gekennzeichnet ist. Diese reichen von Millisekundenrhythmen (Gehirn) über Minutenrhythmen (Herzschlag-, Atemfrequenz) und Vierundzwanzig-Stunden-Rhythmen (Circadiane Rhythmik) bis zu Jahresrhythmen. Eine gute Rhythmusfähigkeit liegt dann vor, wenn es dem Individuum gelingt, diese inneren Frequenzen des Organismus mit äußeren Frequenzen, wie sie durch Bewegungen, durch Musik oder durch Geräte gegeben sind, optimal zu synchronisieren.

12.3 Die Bedeutung der Rhythmusfähigkeit

Rhythmusfähigkeit als Anpassungsfähigkeit an bestehende oder zu entwickelnde Rhythmen hat sowohl bei sportlicher Betätigung als auch bei Alltagsbewegungen große Bedeutung. Sie sichert u.a. durch alternierende Muskelspannung und Entspannung die ausreichende Erholung der Muskulatur.

12.3.1 Bedeutung im Sport
Die Rhythmusfähigkeit ist eine wichtige Voraussetzung zur Bewältigung aller zyklischen und azyklischen Bewegungen, wie z.B. Hürdenlauf, Korb- oder Sprungwurf. Eis- und Skilauf verlangen eine dynamische Strukturierung von Raum und Zeit. Tanzen, Rhythmische Sportgymnastik sowie Eiskunstlauf, Rudern oder Synchronschwimmen erfordern das Erfassen und Darstellen von Rhythmen und die Anpassung an einen oder mehrere Partner. Laufen und Schwimmen profitieren von der Fähigkeit, Bewegungs- und Atemrhythmus optimal aufeinander abzustimmen.

12.3.2 Bedeutung im Alltag
Auch im Alltag sichert Rhythmusfähigkeit das optimale Verhältnis von Belastung und Entlastung und trägt dazu bei, die Ermüdungsgrenze hinauszuschieben.

12.4 Allgemeine Prinzipien zur Verbesserung der Rhythmusfähigkeit

1. Übungen, die ein *Erfassen* (Wahrnehmen) vorgegebener Rhythmen (Klatschen, Zählen, Skandieren) abverlangen.

2. Übungen, die die *Beibehaltung* begonnener Rhythmen abverlangen.

3. Übungen, die deutliche Rhythmen enthalten, durch Sprache, Klatschen, Klopfen, Prellen untermalen (*darstellen*).

4. *Betonung* sich voneinander abhebender Bewegungsausführungen (hoch-tief/schnell-langsam/rechts-links/kurz-weit).

5. *Präzisierung* des Rhythmusschemas durch sprachliche Impulse.

6. Partner- und Gruppenübungen, die zu Rhythmuskonfigurationen der ganzen Gruppe führen.

12.5 Praktische Übungen zur Schulung der Rhythmusfähigkeit

Rhythmusübungen *im Sitzen*:
- Mit den Händen auf die Oberschenkel schlagen.
- Mit den Füßen stampfen.
- Viervierteltakt schlagen, stampfen.
- Dreivierteltakt schlagen, stampfen.
- In zwei Gruppen den Dreivierteltakt schlagen (trommeln) (Echo).
- Der betonte Schlag wird mit rechts, die unbetonten Schläge werden mit links ausgeführt (und gegengleich).
- Der betonte Schlag wird mit dem Fuß, die unbetonten Schläge werden mit den Händen ausgeführt (und umgekehrt) usw.
- Eine Gruppe schlägt mit den Händen den Takt, die andere mit den Füßen (in vielfältiger Variation, auch als Kanon möglich).

Rhythmusübungen *im Stand und im Gehen:*
Die Teilnehmer erhalten die Aufgabe, unterschiedliche Taktformen aufzunehmen und auch nach Aufhören des Taktgebers beizubehalten:
- Klatschen.
- Sprechen.
- Stampfen (Abb. 51).
- Auf das Tambourin schlagen, klopfen.
- Gehen, laufen, hüpfen im Viervierteltakt auf über am Boden liegende Seile, Klebebänder etc.
- Gehen und laufen im Wechsel, Viervierteltakt.
- Gehen, laufen in Verbindung mit Stampfen beim ersten – beim ersten und dritten Schritt.
- Drei Takte gehen, laufen, einen Takt ruhig stehen.
- Lautes Gehen im Wechsel mit leisem Gehen, auch in Verbindung mit lautem und leisem Klatschen.

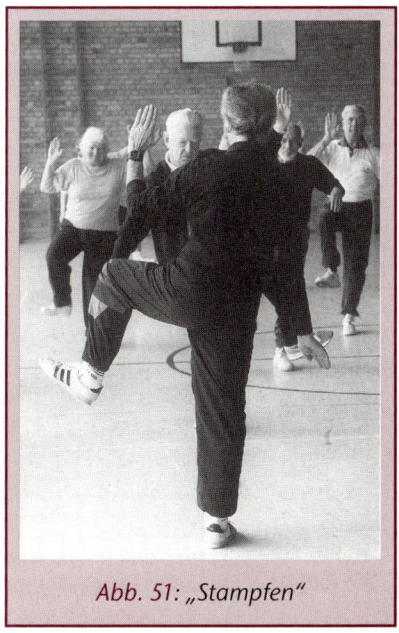

Abb. 51: „Stampfen"

BEWEGUNGSKOORDINATION

- Vier Stampfschritte im Wechsel mit vier Schritten im Ballengang.
- Ballengang im Wechsel mit Gehen mit gebeugten Knien und leicht gebeugter Wirbelsäule.
- Gehen, laufen, auf ein Zeichen Richtungsänderung.
- Zwei Schritte gehen im Wechsel mit vier kurzen Laufschritten.
- Vier Laufschritte im Wechsel mit zwei Hopsern.
- Wechsel zwischen Vorwärts- und Rückwärtsgehen.
- Aus freier Laufordnung in einen angegebenen Laufrhythmus übergehen.
- Ausführen gymnastischer Übungen nach bestimmten Rhythmen.
- Einhalten eines bestimmten Rhythmus' gegen Störungen.
- Zu Paaren: den Rhythmus eines vorangehenden Partners aufnehmen und einhalten bzw. den Rhythmus einer ganzen Gruppe aufnehmen und nachahmen.
- Nach Rhythmen unterschiedlicher Musikstücke gehen bzw. sich im Raum bewegen.
- Nach unterschiedlichen Rhythmen das Gewicht verlagern nach vorne, hinten, rechts und links.

„Fingertrommeln"
Alle trommeln mit den Fingerkuppen auf einen harten Untergrund (Boden, Tisch). Ohne Worte soll die Gruppe nun einen einheitlichen Klopfrhythmus herausfinden!

„Ballprellen"
Die Teilnehmer sollen ihren Ball in Verbindung mit unterschiedlichen Bewegungsformen und -rhythmen prellen:
- Sie sollen den Ball während des Prellens rechts- und linksherum umrunden.
- Dasselbe im Seitgalopp (rechts- und linksherum).
- Die Teilnehmer begeben sich in Kreisaufstellung – die Bälle werden im Gleichtakt geprellt („prel-len" – „prel-len").
- Synchronprellen: Die Teilnehmer stellen sich hintereinander in einer Schlange auf. Der „Schlangenkopf" gibt den Takt vor und denkt sich Zusatzaufgaben aus, die die übrigen Teilnehmer nachahmen.
- Die Teilnehmer sollen ihren Ball im Vorwärtsgehen, Rückwärtsgehen, Seitwärtsgehen (Hüpfen) prellen. Dabei soll der Ball pro Schritt (bei jedem 2. Schritt) einmal (zweimal) geprellt werden.
- Der Ball soll wiederum bei jedem Schritt, diesmal jedoch abwechselnd mit der linken und rechten Hand geprellt werden.

RHYTHMUSFÄHIGKEIT

- Prellen eines Tennisballes mit dem Tennisschläger (zweimal usw.) (Abb. 52).

„Schwungseil"
Die Teilnehmer sollen im Seil springen:
- Alleine.
- Zu zweit (hier stehen die Paare jeweils hintereinander und der Vordermann schwingt das Seil).
- In Dreiergruppen (hier schwingen zwei Teilnehmer das Seil und ein Dritter springt entweder über das Seil oder läuft unter dem Seil hindurch).

„Klangstäbe"
- Der Übungsleiter gibt einen Rhythmus vor und die Teilnehmer wiederholen ihn.

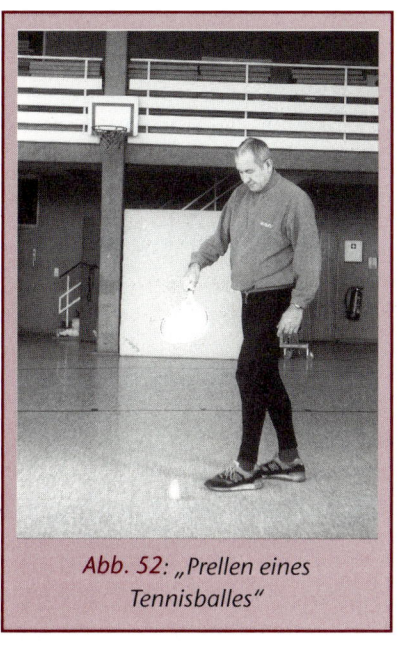

Abb. 52: „Prellen eines Tennisballes"

- Ein Teilnehmer aus der Gruppe erfindet mit den Klangstäben einen Rhythmus und die restlichen Teilnehmer müssen diesen aufnehmen.
- Nun werden mehrere unterschiedliche Rhythmen aneinander gekettet.

„Gruppenrhythmus"
Die Teilnehmer bilden zwei Gruppen und stellen sich in Kreisen auf:
- Gruppe 1 und 2 suchen jeweils für sich einen eigenen Rhythmus. Daraufhin stellt Gruppe 1 ihren Rhythmus Gruppe 2 vor, die diesen nachzuahmen versucht. Ebenso umgekehrt.
- Beide Gruppen klopfen nun gleichzeitig ihren eigenen Rhythmus.

„Rhythmisch werfen und fangen"
Die Teilnehmer sitzen sich paarweise gegenüber (1-2 m Abstand) und werfen sich gleichzeitig ihr Handgerät zu. Dabei muss ein Teilnehmer etwas höher, der andere etwas tiefer werfen, sodass die Handgeräte nach dem Abwurf nicht kollidieren. Es gilt, einen gemeinsamen Rhythmus zu finden (Abb. 53, siehe nächste S.).

BEWEGUNGSKOORDINATION

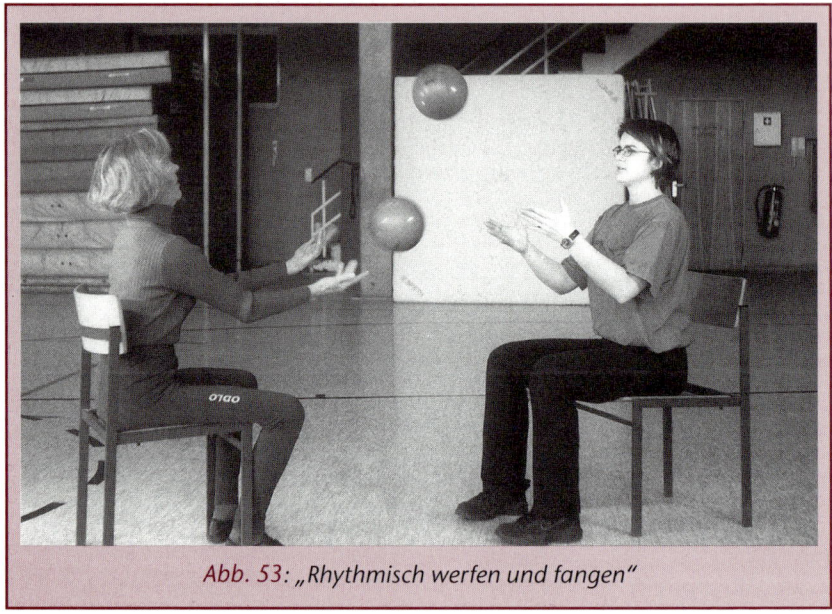

Abb. 53: „Rhythmisch werfen und fangen"

„Bechertennis"
Zwei Spieler werfen sich mit Plastiktrinkbechern einen Tischtennisball zu:
- Der Tischtennisball soll dabei nicht auf dem Boden aufspringen.
- Mit zwei Tischtennisbällen gleichzeitig.
- In der Fortbewegung.
- Mit der ungeübten Hand (Abb. 54 siehe S. 143).

„Übungsformen mit dem Schwungtuch"
Die Teilnehmer sollen:
- ein Schwungtuch rhythmisch auf- und abschwingen.
- Wellenbewegungen mit dem Fallschirm ausführen.
- einen Softball auf dem Fallschirm gleiten/rollen lassen.

„Jonglieren"
- Es sollen gleichzeitig in rhythmischer Folge zwei Bälle über Kreuz in die Luft geworfen und wieder aufgefangen werden.
- Die Bälle werden mit der rechten/linken Hand kurz nacheinander angeworfen und wieder aufgefangen.

RHYTHMUSFÄHIGKEIT

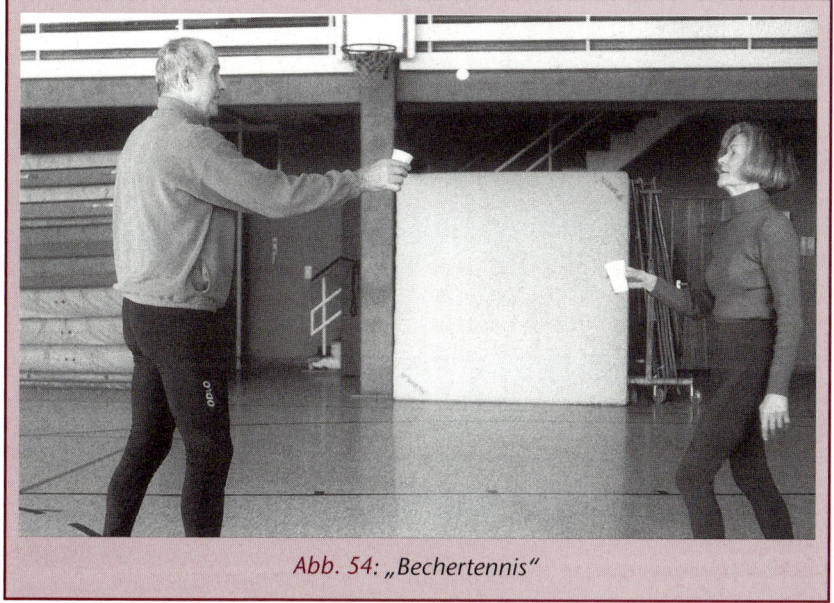

Abb. 54: „Bechertennis"

- Unterschiedliche Bälle (unterschiedlich nach Größe und Gewicht) werden in verschiedene Höhen geworfen und wieder gefangen.

„Zwei Bälle-Spiel"
Zwei Teilnehmer halten zwei Bälle in der Luft. Einer der beiden Teilnehmer ist für zwei Bälle gleichzeitig verantwortlich. Die beiden Teilnehmer stehen sich gegenüber. Ein Teilnehmer wirft einen Ball sehr hoch über Kopf und wirft sofort den zweiten Ball zu seinem Partner.
Während dieser den Ball fängt und wieder zurückspielt, fängt der erste Werfer den sich selbst über Kopf zugespielten Ball und wirft ihn wieder hoch, sodass er für einen kurzen Moment wieder beide Hände frei hat, um den zweiten Ball zu seinem Partner zurückzuwerfen.

„Tanzformen"
Die Teilnehmer versuchen, gemeinsam einen Sitztanz im 4/4-Takt einzustudieren und ihn auszuführen:
4 x mit der rechten und linken Hand abwechselnd Handschnipsen (rechts beginnt).

2 x mit der rechten und linken Hand auf die Oberschenkel klopfen (rechts beginnt). 2 x mit den Händen über Kreuz die Schultern berühren (rechte Hand auf linke Schulter beginnt). 4 x mit dem rechten und linken Bein im Wechsel Bein aufstampfen (rechts beginnt).

„Sitztanz Rucki-Zucki"
Die Teilnehmer führen die folgende Bewegungskette aus: rechtes Bein vorstellen, linkes Bein vorstellen und jeweils wieder zurücksetzen, die Arme im Wechsel hochheben und absenken, dabei die Hände schütteln, die Arme im Wechsel nach rechts und links unten führen. Bei jeder Wiederholung des Refrains sollen die Teilnehmer aufstehen und sich wieder hinsetzen.

„Kette"
Die Teilnehmer stellen sich zur Kette im Flankenkreis paarweise gegenüber auf. Mit der rechten Hand ergreift man die rechte Hand des Gegenübers, geht weiter und ergreift mit der linken Hand die linke Hand des Nächsten usw. (Abb. 55).

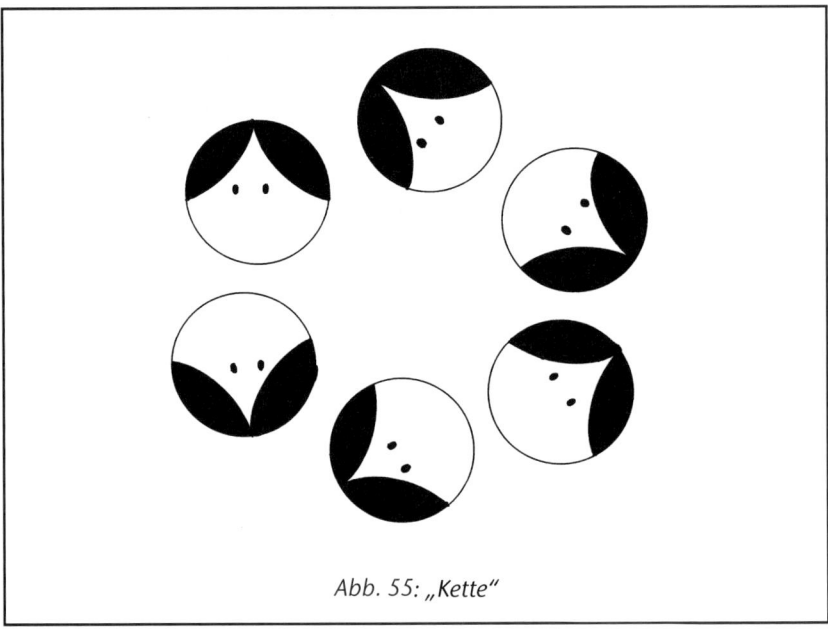

Abb. 55: „Kette"

RHYTHMUSFÄHIGKEIT

„Zweier- mit Dreiertakt"
Während die Füße eine Zwei-Takt-Bewegung ausführen (z.b. Hampelmann oder Wechselhüpfen), machen die Arme gleichzeitig eine Drei-Takt-Bewegung (z.B. vor-seit-hoch). Verschiedene andere Kombinationen von Hüpfen und Armbewegungen, so z.B. mit Armkreisen oder Ähnlichem. Wer kann: Arme Hampelmann, Beine Wechselhüpfen vorwärts und rückwärts oder umgekehrt? Wer findet eigene Kombinationsmöglichkeiten?

„Hör gut zu"
Zu zweit zwei Bälle prellen: A prellt gleichzeitig mit zwei Bällen einen Rhythmus auf acht Zeiten. B übernimmt beide Bälle und versucht, den Rhythmus von A zu übernehmen. Ist es B gelungen, darf B eine neue Rhythmuskombination vorgeben und nun versucht A, diese (schwierigere) Aufgabe des Übernehmens. Gelingt es sogar fortgesetzt?

„Kettenprellen"
Vier Teilnehmer stehen nebeneinander auf einer Linie: Teilnehmer A, B und C haben je zwei Bälle, D besitzt keinen Ball. Auf Kommando prellen A, B und C ihre Bälle viermal (achtmal) im gleichen Metrum, rutschen dann einen Platz nach links (rechts) weiter und übernehmen die Bälle des „Nachbarn". Das Metrum soll beibehalten werden. Der Äußere der Teilnehmer läuft jeweils um die gesamte Kette herum und schließt sich auf der anderen Seite wieder an. Sind auch längere Reihen möglich?

12.6 Diagnostik der Rhythmusfähigkeit

Die exakte Bestimmung der Rhythmusfähigkeit erfordert einen hohen technischen Aufwand, wie er im normalen Übungsbetrieb nicht zur Verfügung steht. Deshalb wird sich der Übungsleiter in der Regel darauf beschränken müssen, eine subjektive Bewertung vorzunehmen. Dies ist beim „Rhythmustest" der Fall. Der „Rhythmustest aus der ROS" erfordert einen etwas höheren Aufwand.

12.6.1 „Rhythmuswechseltest aus der ROS (Rostock-Oseretzky-Skala)"

Testziel:
Erfassung der Rhythmusfähigkeit (Kopplungsfähigkeit).

Testbeschreibung:
Der Proband hat die Aufgabe, mit seinen Füßen den vorgegebenen Grundschlag (Metronom auf 92 Schläge eingestellt) sitzend zu stampfen und den

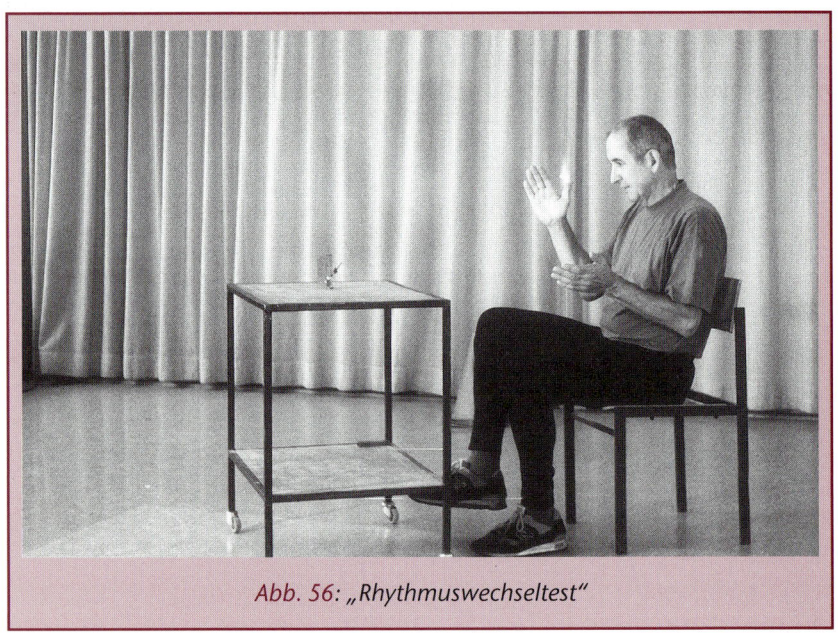

Abb. 56: „Rhythmuswechseltest"

Klatschrhythmus der Hände mit dem Tempo übereinstimmend zu koordinieren. Der Stampfrhythmus bleibt immer der Gleiche: Bei jedem Metronomschlag wird abwechselnd mit den Füßen im Sitzen auf der Stelle marschiert. Der Klatschrhythmus der Hände verändert sich und wird fortlaufend schwieriger. Der Klopfrhythmus der Hände (sechs Rhythmen) gestaltet sich in folgender Weise:
1. Füße 4/4-Takt.
2. Füße und Hände 4/4-Takt (Klatsch, Klatsch, Klatsch, Klatsch).
3. Füße und Hände 2/4-Takt (Klatsch, Pause, Klatsch, Pause).
4. Füße und Hände 3/4-Takt (Klatsch, Klatsch, Klatsch, Pause).
5. Füße und Hände ein halber 4/4-Takt (Klatsch, Klatsch, Pause, Pause).
6. Füße und Hände 4/4-Takt, 3. Schlag Doppelklatsch (Klatsch, Klatsch, Doppelklatsch, Klatsch).
7. Füße und Hände ein halber 4/4-Takt, 2. Schlag Doppelklatsch (Klatsch, Doppelklatsch, Pause, Pause).

Testanweisung:
Jetzt ist Ihr Rhythmusgefühl gefragt. Als Erstes stampfen Sie im Tempo des Metronoms auf der Stelle mit den Füßen diesen Rhythmus. Machen Sie es mir bitte nach. – Gut. Jetzt kommen die Hände dazu. – Und jetzt üben Sie allein. Ich zähle langsam mit und sage irgendwann „Halt".

Nun wird es schwieriger. Der Fußrhythmus bleibt der Gleiche und die Hände klopfen diesen Rhythmus – Demonstration –. Wir üben gemeinsam, dann Sie allein und ich sage wieder „Halt".

Messverfahren:
Die Versuchsperson sitzt in etwa 1 m Entfernung vor dem Metronom.
Der Testleiter demonstriert jeden neuen Rhythmus, bevor der Proband beginnt. Jeder Rhythmus soll über sechs Takte gleichmäßig gehalten werden.

Testdauer: Vier Minuten
Abbruch des Klopfens, wenn der erste Fehler in der Rhythmuswiedergabe auftritt. Die bis dahin richtig gestampften und geklopften Takte werden gewertet. Für jede erfüllte Aufgabe erhält der Proband einen Punkt. Kann die Versuchsperson den Rhythmus nur die Hälfte der Zieltakte (drei Takte) halten, kann ein halber Punkt vergeben werden. Maximale Punktzahl ist somit sieben. Die Summe der Punkte ist Kriterium für den Ausprägungsgrad der Rhythmusfähigkeit.

Mess-/Testgeräte:
Metronom, Tisch, Stuhl.

12.6.2 „Rhythmustest"

Quelle:
KIRCHNER, G./ROHM, A./WITTEMANN, G. (Hrsg.) (1998): Seniorensport: Theorie und Praxis. Aachen: Meyer & Meyer, S. 186.

Testziel:
Erfassung der Rhythmusfähigkeit.

Testbeschreibung:
Nach drei verschiedenen Musikstücken sollen im richtigen Rhythmus folgende Bewegungen ausgeführt werden:
- Gehen
- Marschieren
- Hopser auf der Stelle
- Prellen eines Balles am Ort.

Messverfahren:
Jede Übung wird mit 1-3 Punkten bewertet. Punktsumme = Leistung. Maximal können 36 Punkte erreicht werden.

Mess-/Testgeräte:
Musikanlage.

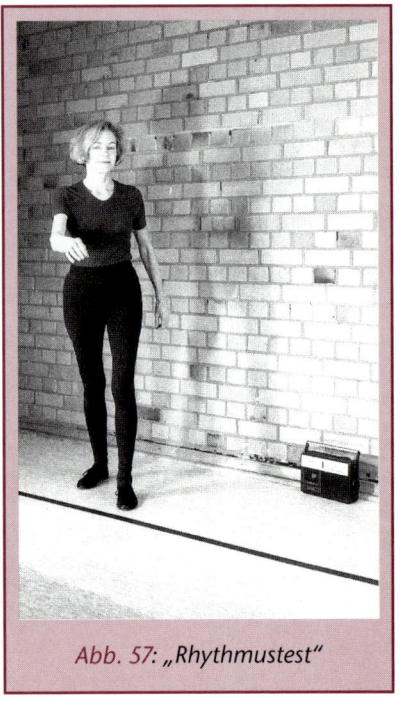

Abb. 57: „Rhythmustest"

13 Umstellungsfähigkeit

Das Leben in seiner Vielfalt konfrontiert uns permanent mit Anforderungen, die eine Umstellung gewohnten Verhaltens auf neue Gegebenheiten erfordern. Städte verändern ihr „Gesicht" ständig, beginnend bei neuen Straßen, Treppen und Fußgängerüberwegen bis hin zu neuen Wohnungen und Geschäften. Buslinien und Haltestellen von öffentlichen Verkehrsmitteln werden (vorübergehend) verlegt, Fahrscheinautomaten funktionieren von einem Tag zum anderen anders. Wer sich schnell und gut auf wechselnde, veränderte oder neuartige Situationen einstellen kann, erweist sich als in hohem Maße *umstellungsfähig*.

13.1 Definition

Umstellungsfähigkeit ist die Fähigkeit ...

... aufgrund wahrgenommener oder vorausgenommener Situationsveränderungen das Handlungsprogramm den neuen Gegebenheiten anzupassen oder die Handlung auf andere Weise fortzusetzen.

13.2 Biologische Grundlagen

Umstellungsfähigkeit basiert auf der Fähigkeit des Gehirns, dank der Entwicklung bestimmter Fasersysteme Zentren bzw. Regionen der Hirnrinde mit unterschiedlichen Aufgabenfeldern zu verbinden, um ein entsprechendes Handeln einzuleiten. Dabei ist es notwendig, in anderen Bereichen gewonnene Erfahrungen mit neuen Gegebenheiten zu assoziieren und, davon abgeleitet, neue Handlungsfolgen zu realisieren.

13.3 Die Bedeutung der Umstellungsfähigkeit

Im Hinblick auf die Bewegungskoordination ist Umstellungsfähigkeit häufig mit hohem Zeitdruck verbunden: Um sich angemessen auf Situationsveränderungen einzustellen, verbleiben insbesondere im Sport oft nur Bruchteile von Sekunden. Entscheidend ist deshalb auch die (geistige) Beweglichkeit des Ablaufs sensumotorischer Prozesse.

BEWEGUNGSKOORDINATION

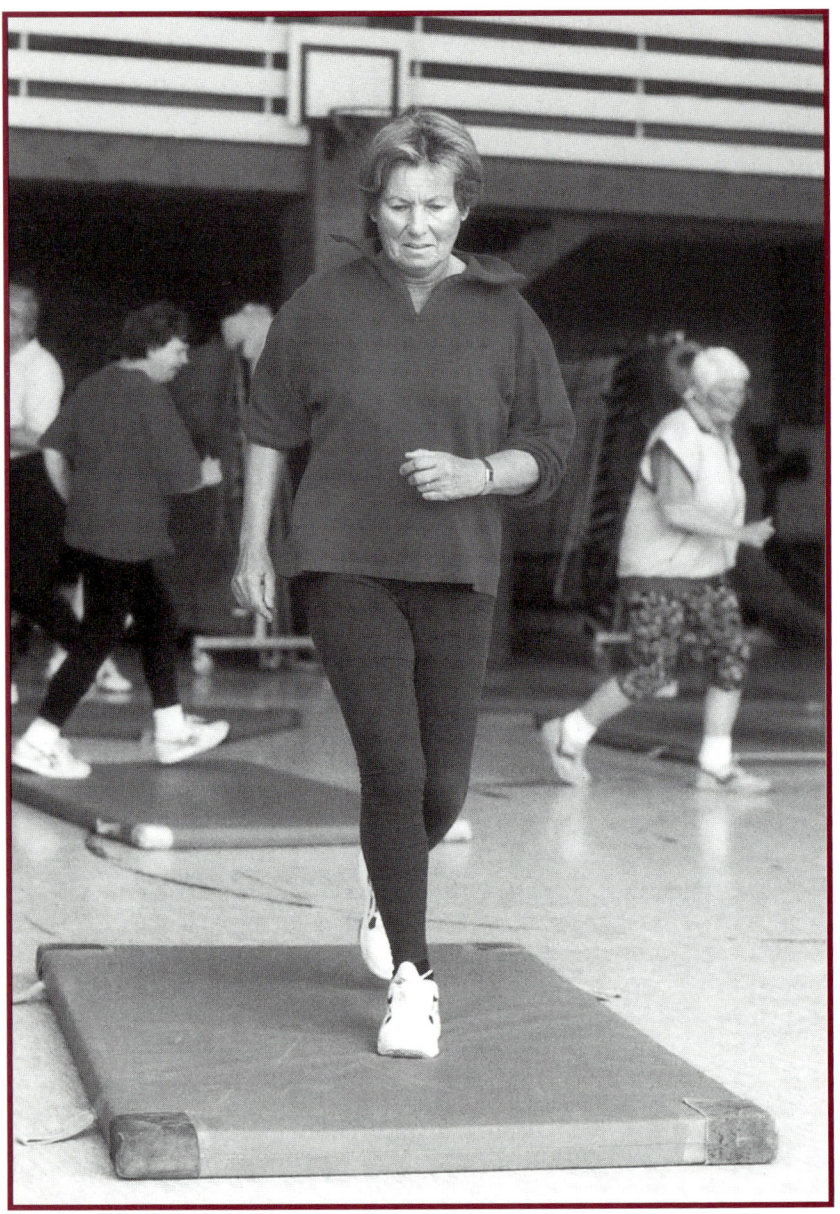

13.3.1 Bedeutung im Sport

Besonders in Sportarten, die sich durch einen häufigen Wechsel situativer Bedingungen auszeichnen, erweist sich die *Umstellungsfähigkeit* als leistungslimitierend. So gilt es z.B. in Sportspielen, nach Ballverlusten rasch von Angriff auf Verteidigung umzustellen, von Gleichzahl auf Über- oder Unterzahl. Bei Problemen, wie Effetbälle oder abgefälschte Bälle zu erreichen, angemessen auf Finten zu reagieren oder von „Schmettern" noch auf „Lob" umzustellen, zeigen sich die individuellen Grenzen der *Umstellungsfähigkeit* oft sehr deutlich.

Die Fähigkeit, z.B. beim Lagenschwimmen die Schwimmtechnik zügig zu wechseln oder beim Skilanglauf die einzelnen Techniken ohne Stockungen geländeangepasst zu variieren, zeichnet Sportler aus, die sich schnell auf die neue Aufgabe umzustellen vermögen.

13.3.2 Bedeutung im Alltag

Im Haushalt, im Garten oder im Verkehr gibt es viele Situationen, welche unsere *Umstellungsfähigkeit* herausfordern. An ein besseres Küchengerät, ein anderes Telefon, ein neues Fahrrad oder Auto oder gar eine neue Wohnung muss man sich möglichst schnell gewöhnen, um optimalen Nutzen aus den Veränderungen zu ziehen. Im Straßenverkehr geht es oft darum, das Queren einer Straße abzubrechen und eine andere Passage zu wählen oder angesichts einer Baustelle auf eine andere Route auszuweichen.

13.4 Allgemeine Prinzipien zur Verbesserung der Umstellungsfähigkeit

1. Übungen, bei denen die äußeren Bedingungen (z.B. Geräte, Unterlagen) wechseln.
2. Übungen, deren Ausführung ständig variiert wird (Rhythmus, Richtung, Aufgabenlösung).
3. Begonnene Bewegungen, deren Ausführung *„unterwegs"* verändert wird.

13.5 Praktische Übungen zur Schulung der Umstellungsfähigkeit

"Die äußeren Bedingungen wechseln"
- Die Teilnehmer sitzen (stehen) im Kreis. Es werden unterschiedliche Geräte (verschiedene Bälle, Tennisringe usw.) weitergereicht, linksherum/rechtsherum.
- Jetzt im Gehen.
- Bälle in Partnerform zuspielen, dabei ständig wechselnde Bälle ins Spiel bringen.

"Die Ausführung wird verändert"
- Diagonalgehen wechselt mit Passgang, zunächst auf Zuruf.
- Immer an einer Linie stellen wir um.
- Hüpfen und Traben wechseln sich ab usw.
- Ein Teilnehmer sieht sich eine Aufgabe an (zum Beispiel, wie ein anderer Teilnehmer eine Hindernisstrecke umläuft), dreht sich dann um (oder schließt die Augen). In dieser Zeit verändert der Übungsleiter den Hindernisparcours. Nachdem der Teilnehmer die Augen wieder geöffnet hat, soll er den neuen Parcours ohne Zögern umlaufen (Abb. 58 siehe S. 153).

"Rhythmusänderungen"
Die Teilnehmer bewältigen einen Hindernisparcours, der ständig (nach jedem oder nach jedem zweiten Durchgang) vom Übungsleiter verändert wird.

"Bechertennis"
Die Übenden werfen einen Tennisball an die Wand und fangen ihn dann mit einem Becher auf.

"Schnell umstellen"
- Ein Übender hält einen Gymnastikreifen mit ausgestreckter Hand waagerecht vor sich. Der Partner lässt einen Gymnastikball von oben durch den Reifen fallen und fängt ihn unterhalb des Reifens auf.
- Auch im Wechsel mit anderen Bällen und Handgeräten.
- Man kann den Ball auch von unten durch den Reifen werfen und ihn oberhalb fangen (Abb. 59, siehe S. 154).

UMSTELLUNGSFÄHIGKEIT

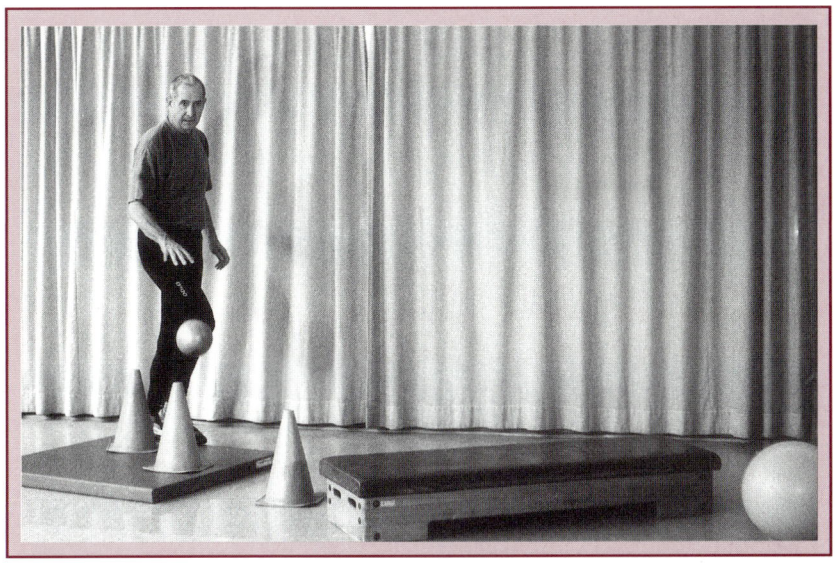

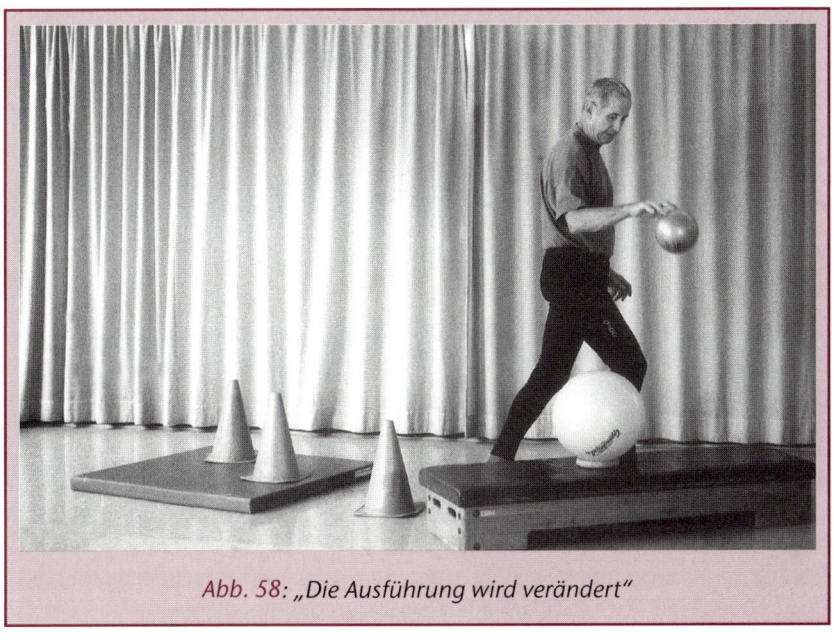

Abb. 58: „Die Ausführung wird verändert"

BEWEGUNGSKOORDINATION

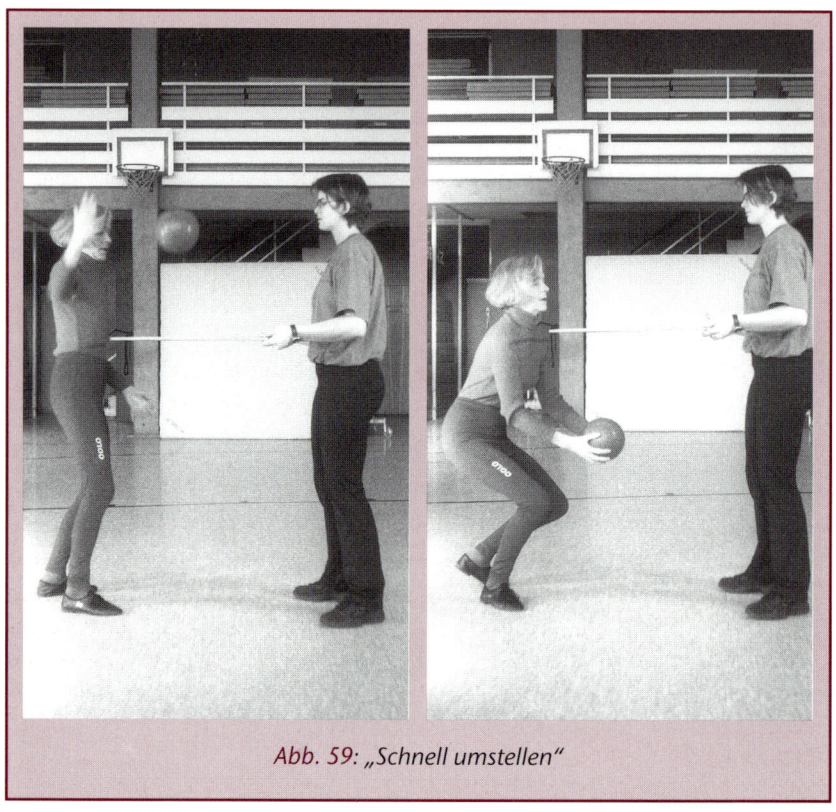

Abb. 59: „Schnell umstellen"

„Schattenlaufen"
Ein Teilnehmerpaar läuft hintereinander durch die Halle. Der Vordere gibt viele Richtungs- und Rhythmuswechsel vor, die der Hintere wie ein Schatten nachahmen soll. Den Partner immer wieder wechseln.

„Gegengleich"
Der Übungsleiter steht vor der Gruppe. Geht er nach links, so tut es die Gruppe ebenso. Geht er nach rechts, folgt ihm die Gruppe wieder.
- Nun umgekehrt: Geht der Übungsleiter nach rechts, geht die Gruppe nach links und umgekehrt.
- Gibt der Übungsleiter Bewegungen nach oben vor, tun es die Übenden ihm nach, später sollen sie die Bewegungen gegengleich nachmachen.

UMSTELLUNGSFÄHIGKEIT

„Werfen und prellen"
Die Teilnehmer sollen Bälle in unterschiedlichen Ausführungen werfen und prellen, zum Beispiel: Schlagwurf, Sprungwurf, Druckpass, Überkopfpass, Unterarmpass.

„Variation in der Ausübung eines Wurfes":
- Die Teilnehmer sollen Würfe in unterschiedliche Richtungen ausführen.
- Wechsel durch Vorbild des Partners.
- Wechsel auf Zuruf des Übungsleiters.
- Auch mit links.

„Veränderungen der Wurfsituationen"
Die Teilnehmer führen Zielwürfe aus mit Bällen unterschiedlicher Größe und unterschiedlichen Materials. Sie werfen sowohl aus dem Stand als auch aus der Bewegung und machen Würfe auf wechselnde Ziele unterschiedlicher Größe.

„Feuer-Wasser-Sturm"
Auf den Zuruf „Feuer" hin versuchen die Übenden, sich auf eine Matte zu flüchten. Bei „Wasser" gilt es, einen erhöhten Standort zu finden (Kästen usw.). Beim Kommando „Sturm" ist in einer Ecke des Raumes Schutz zu suchen. Umstellungsfähigkeit ist gefordert, wenn der Übungsleiter häufig schon vor Abschluss einer „Fluchthandlung" die nächste Aufgabe stellt.

„Werfe und fange den richtigen Ball"
Zunächst spielen sich je zwei Spieler (A, B) gegenseitig *einen* Ball zu.
- Anschließend versuchen sich die Partner, *zwei* Bälle gleichzeitig zuzuwerfen.
- Nun schließen sich *zwei Paare* (A, B und C, D) zusammen, sodass vier Spieler im Quadrat angeordnet miteinander spielen können (Abb. 60 siehe S. 156).
- Wieder wird zunächst nur ein Ball zugespielt, später wird die Anzahl erhöht auf zwei Bälle.
- Nun wie folgt: Erst spielen sich jeweils die Partner A, B sowie C, D je zwei Bälle zu, danach wenden sie sich umgehend einem neuen Partner, nämlich A, C und B, D zu.
- Nun erfolgt noch ein dritter Partnerwechsel über die Diagonale, nämlich A, D und C, B.
- Fließend sollen sich nun die Partner in der genannten Reihenfolge die Bälle zuspielen, ohne zu stocken.

BEWEGUNGSKOORDINATION

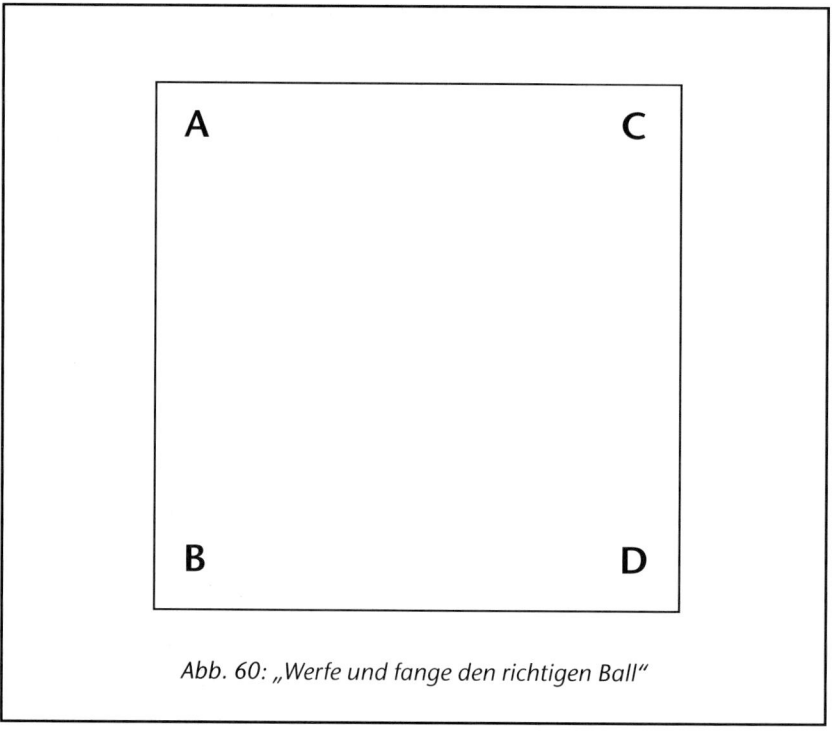

Abb. 60: „Werfe und fange den richtigen Ball"

➢Tipp:

Prinzipiell können alle Übungen zur Verbesserung der Umstellungsfähigkeit durch folgende Maßnahmen unterstützt werden:
- Durch die Veränderung des Bewegungstempos.
- Durch die Veränderung des Bewegungsrhythmus'.
- Durch das Gehen/Laufen auf Unterlagen mit unterschiedlicher Beschaffenheit.
- Durch die Verwendung unterschiedlicher Materialien.
- Dadurch, dass die Augen dabei geschlossen werden.

13.6 Diagnostik der Umstellungsfähigkeit

„An der Wand entlang" ist ein koordinativ anspruchsvoller Test, der aber ohne Zeitdruck ausgeführt werden kann. Die Tests „Ball umgreifen" und „Pappröhrentest" verlangen hingegen die schnellstmögliche Umstellung von einer Aufgabe auf die Nächste.

13.6.1 „An der Wand entlang"

Quelle:
BÖS, K./WYDRA, G./KARISCH, G. (1992): Gesundheitsförderung durch Bewegung, Spiel und Sport. Erlangen: Perimed Fachbuch, S. 154.
Testziel:
Erfassung der Umstellungsfähigkeit.

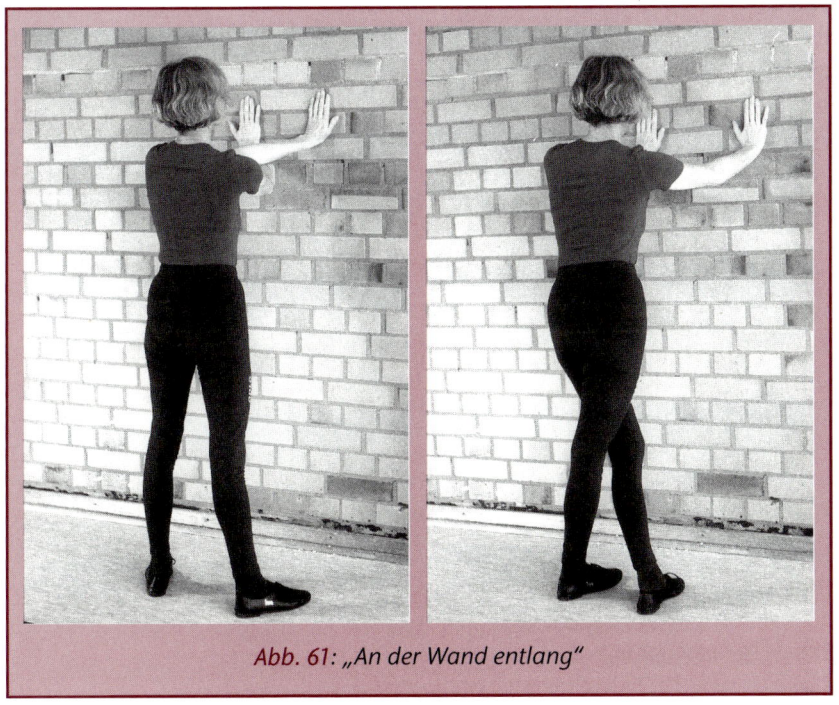

Abb. 61: „An der Wand entlang"

Testbeschreibung:
Die Testperson steht mit geschlossenen Füßen ca. 50 cm von der Wand entfernt. Die Hände sind gegen die Wand gestützt. Die Testperson geht im Kreuzgang an der Wand entlang. Es beginnt der rechte Fuß und gleichzeitig die linke Hand. Danach wird die Bewegung mit dem linken Fuß und der rechten Hand fortgesetzt.

Messverfahren:
Die Aufgabe ist gelöst, wenn der Bewegungsablauf fünfmal richtig wiederholt wird.

Mess-/Testgeräte:
Maßband, eine Wand.

13.6.2 „Ball umgreifen"

Quelle:
BÖS, K./WYDRA, G./KARISCH, G. (1992): Gesundheitsförderung durch Bewegung, Spiel und Sport. Erlangen: Perimed Fachbuch, S. 155.

Testziel:
Erfassung der Umstellungsfähigkeit.

Testbeschreibung:
Die Testperson greift einen Gymnastikball mit einer Hand von vorne mit der anderen Hand von hinten zwischen den gegrätschten Beinen hindurch. Der Ball wird losgelassen und nach Positionswechsel der Hände wieder aufgefangen.

Messverfahren:
Die Aufgabe ist gelöst, wenn dreimal hintereinander richtig umgegriffen wurde.

Mess-/Testgeräte:
Gymnastikball.

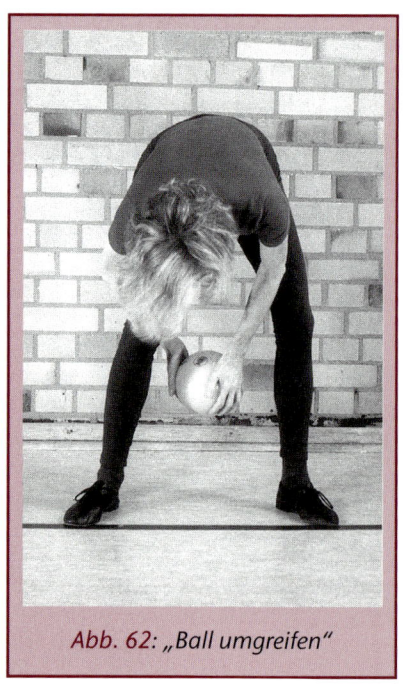

Abb. 62: „Ball umgreifen"

13.6.3 „Pappröhrentest"

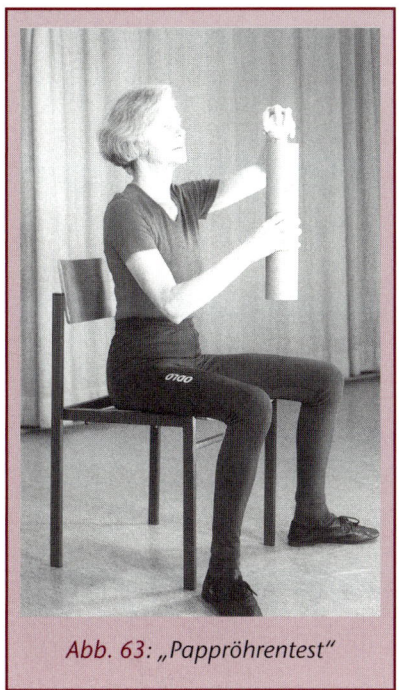

Abb. 63: „Pappröhrentest"

Testziel:
Erfassung der Umstellungsfähigkeit.

Testbeschreibung:
Ein durch eine Pappröhre fallen gelassener, mit Sand gefüllter Tennisball soll unten wieder aufgefangen werden.

Messverfahren:
Sie fassen die Röhre mit der linken Hand mittig und halten sie senkrecht. Mit der rechten Hand lassen Sie den Ball in die Röhre hineingleiten. Der Ball soll nun mit der rechten Hand unten wieder aufgefangen werden.
Zehn Versuche pro Hand.
Ball gefangen = 2 Punkte
Ball berührt, aber nicht gefangen = 1 Punkt.

Mess-/Testgeräte:
Pappröhre von ca. 40 cm Länge, mit Sand gefüllter Tennisball.

BEWEGUNGSKOORDINATION

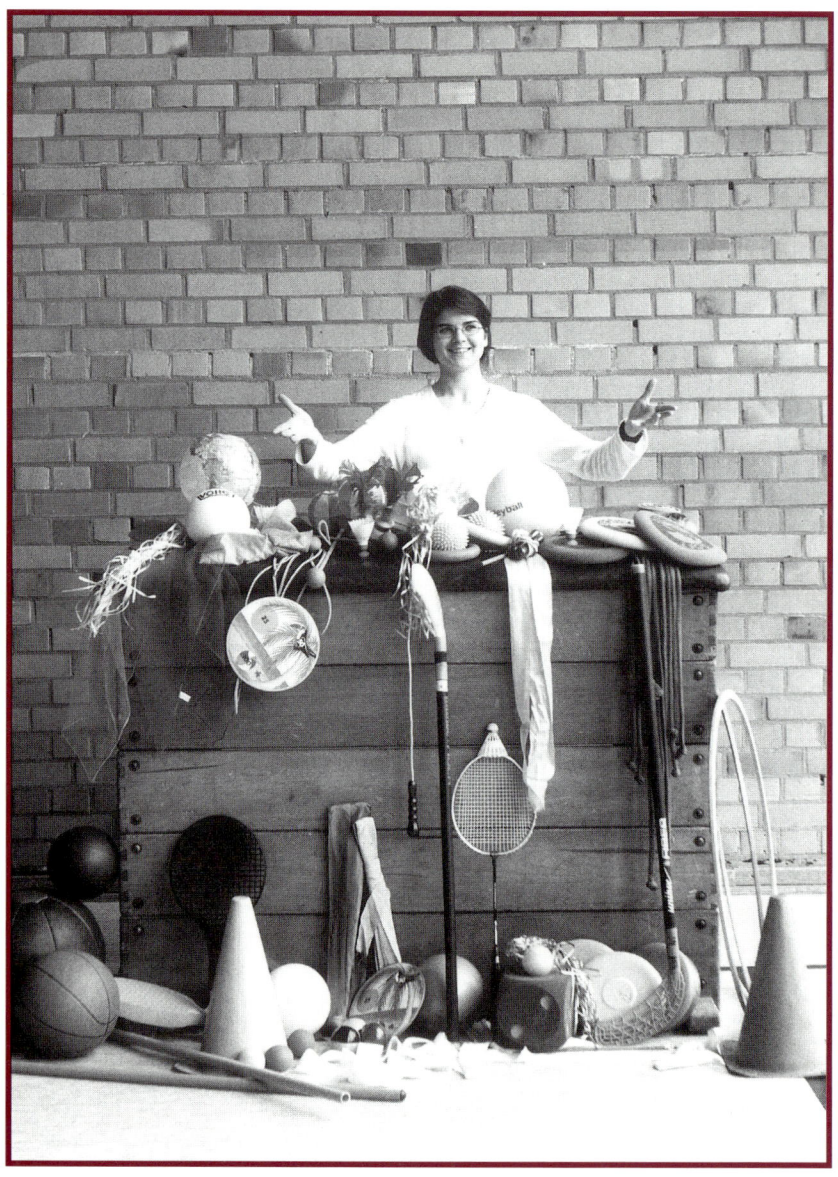

14 Empfehlenswerte Medien

Effektive Programme zur Erhaltung und Förderung der koordinativen Fähigkeiten im höheren Erwachsenenalter sind auch auf den Einsatz geeigneter Geräte, Materialien und Medien angewiesen. Die in Sportstätten üblicherweise vorhandenen (Sport-) Geräte werden mit benutzt und durch besonders auf die ältere Klientel abgestimmte Materialien und Handgeräte ergänzt.

In der Praxis haben sich die folgenden Medien als empfehlenswerte und z.T. durchaus kostengünstige Anschaffungen bewährt:

Handgeräte:
- Bälle (Gymnastik-, Schaumstoff-, Wasser-, Tennis-, Moosgummi-, Medizin-, Volley-, Faust-, Pezzibälle)
- Japanbälle
- Schwungtuch
- Zauberschnüre
- Luftballons
- Keulen
- Indiaca
- Doppelklöppel
- Handtücher
- Plastikbecher
- Bierdeckel
- Chiffontücher
- Postkarten
- Gymnastikstäbe
- Tennisringe
- Gymnastikreifen
- Gymnastikseile
- Bohnensäckchen
- Frisbeescheiben (hart, weich)

Materialien/Geräte:
- Parteibänder
- Pylonen
- Unihockschläger
- Weichbodenmatten
- Kastendeckel
- Gymnastikmatten
- Turnbänke
- Tischtennisschläger und -bälle
- Tennisschläger und -bälle
- Basketballkorb/Korbballständer
- Federballspiel
- Stühle
- Tisch

Sonstiges:
- Musikanlage
- Bolzen
- Latten
- Spanplatten (25 x 25 x 1,5 cm)
- Akustische Signalgeber: Pfeife, Hupe, Fahrradklingel, Klangstäbe, Tambourin
- Optische Signalgeber: farbige Pappen
- Besenstiel
- Brettkanten verschiedener Höhe und Breite
- Gummipuffer
- Gymnastikstab mit Markierungen
- Klebeband
- Maßband
- Metronom
- Röhrchen (Paketpappröhren)
- Stoppuhr
- Kreide

EMPFEHLENSWERTE MEDIEN

Musikvorschläge:
Einzelne Titel:

Walk of Life	Dire Straits: Brothers in Arms
Electricity	OMD
Movie Star	Harpo: Movie Star
Jump (for my Love)	The Pointer Sisters: Fitness Training
Pandora's Box	OMD
I Will Survive; I Am what I Am	Gloria Gaynor: The Very Best of
Freeway of Love	Aretha Franklin: Greatest Hits
Jingle Bells	Thommy's Christmas Party
Radetzky-Marsch	Karajan: Radetzky-Marsch
Do You Believe in Love	The Best of Huey Lewis
Raindrops Keep Falling on My Head	B. J. Thomas: Best of 60's
It never Rains in Southern California	Albert Hammond: Feelings 1
Lady in Black	Uriah Heep: Feelings 1
Lost in France	Bonnie Taylor: Feelings 4
Always Look on the Bright Side of Life	Monty Python: Hit Parade Top Hits 1/92

CD's:

Richard Clayderman	Souvenirs d'enfance
Earth, Wind and Fire	The Very Best
Rondo Veneziano	Poesia di Venezia
Boney M.	Greatest Hits of all Times Remix
Modern Talking	You're My Heart You're My Soul
Tanzmusik	The Tuxedo Band and Combo
LSB: Richtig fit ab 55	Musikeinsatz im Sport der Älteren

15 Literatur

ADOLPH, H./HÖNL, M. (1993): Integrative Sportspielvermittlung. Kassel: Gesamthochschulbibliothek.

ARNDT, H.-J. (1982): Interessante Übungen mit dem Ball zur Ausprägung und Vervollkommnung koordinativer Fähigkeiten. In: Körpererziehung 32, 11, 529-532.

BAUMANN, H./LEYE, M. (Hrsg.) (1995): Psychomotorisches Training. Göttingen u.a.: Hogrefe-Verlag für Psychologie.

BLUME, D.-D. (1978): Zu einigen wesentlichen theoretischen Grundpositionen für die Untersuchung der koordinativen Fähigkeiten. In: Theorie und Praxis der Körperkultur 27, 1, 29-36.

BLUME, D.-D. (1979): Grundlagen und Methodik der Ausbildung koordinativer Fähigkeiten. In: HARRE, D.: Trainingslehre. Berlin (Ost): 8. Aufl. Sportverlag, 187-194.

BLUME, D.-D. (1981): Kennzeichnung koordinativer Fähigkeiten und Möglichkeiten ihrer Herausbildung im Trainingsprozess. In: Wissenschaftliche Zeitschrift der Deutschen Hochschule für Körperkultur Leipzig, 22, 3, 17-19.

BLUME, D.-D. (1984): Einige aktuelle Probleme des Diagnostizierens koordinativer Fähigkeiten mit sportmotorischen Tests. In: Theorie und Praxis der Körperkultur, 32, 2, 122-124.

BLUME, D.-D. (1984): Grundpositionen zu einer Diagnostik der koordinativen Fähigkeiten. In: Theorie und Praxis der Körperkultur 33, 2, 121-124.

BÖS, K. (1987): Handbuch sportmotorischer Tests. Göttingen u. a., Hogrefe-Verlag für Psychologie.

BÖS, K./WYDRA, G./KARISCH, G. (1992): Gesundheitsförderung durch Bewegung, Spiel und Sport. Erlangen: Perimed-Fachbuch, 154-155.

BOECKH-BEHRENS, W.-U./BUSKIES, W. (1995): Gesundheitsorientiertes Fitnesstraining; Band 3: Rückentraining, Knietraining, Alterssport. Lüneburg: Wehdemeier & Pusch.

BRINCKMANN, A./RODER, A. (Hrsg.) (1985): Freizeitsport mit Senioren. Modelle für Vereinssport und Altenarbeit. Reinbek bei Hamburg: Rowohlt.

DURLACH, F.-J. (1997): Balancieren für den Sportunterricht. In: Sportunterricht/Lehrhilfen, 46, 145-150.

FEIGE, K. (1964): Die Problematik sportlicher Höchstleistungen im Kindes- und Jugendalter. In: ADL (Hrsg.): Die Leistung. Schorndorf: Verlag Karl Hofmann, 156-163.

FETZ, F./KORNEXL, E. (1973): Praktische Anleitungen zu sportmotorischen Tests. Frankfurt/Main: Limpert.

FETZ, F./KORNEXL, E. (1978): Sportmotorische Tests. 2. Aufl. Berlin-München-Frankfurt/M.: Verlag Bartels & Wernitz KG.

FETZ, F./KORNEXL, E. (1993): Sportmotorische Tests. 3. Aufl. Wien: ÖBV Pädagogischer Verlag.

FRANK, G. (1996): Koordinative Fähigkeiten im Schwimmen: Der Schlüssel zur perfekten Technik. Schorndorf: Verlag Karl Hofmann.

GERKEN, M./DÖRING, P./FAUSTAU, H. (1975): Entwicklung koordinativer Fähigkeiten und motorischer Fertigkeiten. Schriftenreihe zur Praxis der Leibeserziehung und des Sports, Bd. 90. Schorndorf: Verlag Karl Hofmann.

HARRE, D. (Red.) (1971): Trainingslehre. 3. Aufl. Berlin: Sportverlag.

HEINZEL, A./KOCH, P./STRAKERJAHN, U. (1997): Koordinationstraining im Tennis. DTB-Trainerbibliothek, Band 3.

HIRTZ, P. (1976): Die koordinative Vervollkommnung als wesentlicher Bestandteil der körperlichen Grundausbildung. In: Körpererziehung 26, 381-387.

HIRTZ, P. (1977): Struktur und Entwicklung koordinativer Leistungsvoraussetzungen bei Schulkindern. In: Theorie und Praxis der Körperkultur 26, 503-510.

HIRTZ, P. (1978): Schwerpunkte der koordinativ-motorischen Vervollkommnung im Sportunterricht der Klassen 1-10. In: Körpererziehung 28, 340-344.

HIRTZ, P. (1981): Koordinative Fähigkeiten – Kennzeichnung, Alternsgang und Beeinflussungsmöglichkeiten. In: Medizin und Sport 21, 348-351.

HIRTZ, P. (Ltg.) (1985): Koordinative Fähigkeiten im Schulsport. Berlin (Ost): Volk und Wissen.

HIRTZ, P./RÜBESAMEN, H./WAGNER, H. (1972): Gewandtheit als Problem der sensomotorischen Entwicklung. In: Theorie und Praxis der Körperkultur 21, 742-749.

HIRTZ, P./LUDWIG, G. (1976): Ziele, Mittel und Methoden der koordinativen Vervollkommnung. In: Körpererziehung 26, 506-510.

HIRTZ, P./THOMAS, S. (1977): Zur Entwicklung und Struktur koordinativ-motorischer Leistungsvoraussetzungen von Teilnehmern am außerschulischen Sport. In: Theorie und Praxis der Körperkultur 26, 219-222.

HIRTZ, P./LUDWIG, G./WELLNITZ, I. (1982): Entwicklung koordinativer Fähigkeiten – ja, aber wie? In: Körpererziehung 32, 386-391.

HIRTZ, P./NÜSKE, F. (Hrsg.) (1994): Motorische Entwicklung in der Diskussion: 1. Symposium der dvs-Sektion Sportmotorik vom 28.-30. 01. 1993 in Trassenheide/Usedom. Sankt Augustin: Academia Verlag.

HIRTZ, P./NÜSKE, F. (Hrsg.) (1997): Bewegungskoordination und sportliche Leistung integrativ betrachtet. Hamburg: Czwalina.

HOLLMANN, W. (1999): Maßnahmen gegen altersbedingte Leistungseinbußen. In: SportPraxis 40, 10-13.

HOLTZ, D. (1979): Zur Vervollkommnung der Rhythmusfähigkeit im Sportunterricht der Klassen 1 bis 6. In: Körpererziehung 29, 151-159.

ISRAEL, S. (1985) : Koordinative Fähigkeiten im Freizeit- und Erholungssport aus sportmedizinischer Sicht. In: Theorie und Praxis der Körperkultur 34, 107-108.

JOHN, H.-G. (1994): Zur Verbesserung der koordinativen Fähigkeiten (Gewandtheit) im Schwimmen. In: SportPraxis 35, 48-51.

JUNG, R. (1984): Koordinative Kontrollübungen für den Sportunterricht und Hortsport in den mittleren Klassen. In: Theorie und Praxis der Körperkultur 33, 126-129.

KIRCHEM, A. (1992): Diagnostik motorischer Fähigkeiten und Auswirkungen einer Förderung der Bewegungskoordination im außerunterrichtlichen Schulsport. Erlensee: SFT-Verlag.

KIPHARD, E. J. (1977): Bewegungs- und Koordinationsschwächen im Grundschulalter. 2. Aufl. Schorndorf: Verlag Karl Hofmann.

KIRCHNER, G./SCHALLER, H.-J. (1996): Motorisches Lernen im Alter. Aachen: Meyer & Meyer.

KIRCHNER, G./ROHM, A./WITTEMANN, G. (Hrsg.) (1998): Seniorensport: Theorie und Praxis. Aachen: Meyer & Meyer.

KOSEL, A. (1992): Schulung der Bewegungskoordination. Schorndorf: Verlag Karl Hofmann.

KURZ, D. (1978): Zur Bedeutung der Trainingswissenschaft für den Sport in der Schule. In: Sportwissenschaft 8, 125-141.

LOOSCH, E. (1999): Allgemeine Bewegungslehre. Wiebelsheim: Limpert-Verlag.

LÜTGEHARM, R. (1977): Die koordinativen Fähigkeiten. In: Der Turnwart, Beilage zu „Deutsches Turnen" 121, 195-198.

LÜTGEHARM, R. (1978): Schematische Darstellung der koordinativen Fähigkeiten. In: Der Turnwart, Beilage zu „Deutsches Turnen" 122, 19-22.

MATTAUSCH, W. D. (1973): Zu einigen Problemen der begrifflichen Fixierung der konditionellen und koordinativen Fähigkeiten. In: Theorie und Praxis der Körperkultur 22, 849-856.

MECHLING, H. (1992): Koordinative Fähigkeiten. In: RÖTHIG, P. (Ltg.): Sportwissenschaftliches Lexikon. 6. Aufl. Schorndorf: Verlag Karl Hofmann, 251-254.

MEINEL, K./SCHNABEL, G. (1987): Bewegungslehre – Sportmotorik. 8. Aufl. Berlin: Volk und Wissen Volkseigener Verlag.

MEUSEL, H. (1992): Sport ab 40. Reinbek bei Hamburg: Rowohlt. 9.-11. Tausend.

MÜLLER, B. (1997): Ball-Grundschule in der Grundschule. In: SportPraxis 38, 3, 43 - 46; 4, 33-35.

NAGEL, V. (1997): Fit und geschickt durch Seniorensport. Hamburg: Czwalina.

NEUMAIER, A./MECHLING, H. (1995): Allgemeines oder sportartspezifisches Koordinationstraining? In: Leistungssport 25, 5, 14-18.

NEUMANN, O. (1973/75): Art, Maß und Methode von Bewegung und Sport bei älteren Menschen. Forschungsbericht Heidelberg.

PAUWELS, J. M./MOLS, H./VAN STEE, W. (1985): De Bruikbaarheid van Bewegingsspeelen op de Basisschool. In: PAUWELS, J. M. (ed.): Cultuur-fysiek. Leuven/Amersfoort: Acco.

PHILIPPI-EISENBURGER, M. (1990): Bewegungsarbeit mit älteren und alten Menschen: Theorie und Praxis der Motogeragogik. Schorndorf: Verlag Karl Hofmann.

PÖHLMANN, R. (1994): Motorisches Lernen: Bewegungsregulation, Psychomotorik, Rehabilitation. Reinbek bei Hamburg: Rowohlt Taschenbuch Verlag.

RIEDER, H. (1987): Koordinative Fähigkeiten. Zum Stand der Diskussion und den Lücken der Forschung. In: KORNEXL, E. (Hrsg.): Spektrum der Sportwissenschaft. Festschrift zum 60. Geburtstag von F. Fetz. Wien: Österreichischer Bundesverlag, 75-101.

RÖTHIG, P./GRÖSSING, S. (1985): Kursbuch 3: Bewegungslehre. Wiesbaden: Limpert Verlag.

ROTH, K. (1987): Koordination - koordinative Fähigkeiten. In: EBERSPÄCHER, H. (Hrsg.): Handlexikon Sportwissenschaft. Reinbek: Rowohlt, 191-199.

ROTH, K. (1993): Wie verbessert man die koordinativen Fähigkeiten? In: Bielefelder Sportpädagogen: Methoden im Sportunterricht. 2. Aufl. Schorndorf: Verlag Karl Hofmann, 76-87.

ROTH, K./WINTER, R. (1994): Entwicklung koordinativer Fähigkeiten. In: BAUR, J./BÖS, K./SINGER, R. (Hrsg.): Motorische Entwicklung. Ein Handbuch. Schorndorf: Verlag Karl Hofmann, 191-216.

SCHALLER, H.-J. (1996): Zur motorischen Lernfähigkeit älterer Menschen. In: DENK, H. (Hrsg.): Alterssport: aktuelle Forschungsergebnisse. Schorndorf: Verlag Karl Hofmann, 140-154.

SCHALLER, H.-J. (1998): Bewegungsbiographie und motorische Lernfähigkeit im hohen Erwachsenenalter. In: Sportwissenschaft 28, 153-163.

SCHIELKE, E./VILKNER, H.-J. (1994): Koordinative Fähigkeiten im Seniorenalter – Gedanken zu einem Forschungsvorhaben. In: HIRTZ, P./NÜSKE, F. (Hrsg.): Motorische Entwicklung in der Diskussion. Sankt Augustin: Academia, 169-176.

SCHMIDT, D. (1989): Kompliziert machen, was auch einfach geht. In: Altenpflege 14, 682-684.

SCHNABEL, G. (1973): Die koordinativen Fähigkeiten und das Problem der Gewandtheit. In: Theorie und Praxis der Körperkultur 22, 849-856.

SCHNABEL, G./HARRE, D./BORDE, A. (1997): Trainingswissenschaft: Leistung – Training – Wettkampf. Berlin: SVB Sportverlag.

SCHUBERT, A./BÖS, K. (1996): Zur motorischen Leistungsfähigkeit älterer Menschen. In: DENK, H. (Hrsg.): Alterssport: aktuelle Forschungsergebnisse. Schorndorf: Verlag Karl Hofmann, 155-177.

SCHWÄBISCHER TURNERBUND (Hrsg.) (1981): Gymnastik, Spiel und Sport für Senioren. Schorndorf: Verlag Karl Hofmann.

SHARMA, K.D. (1993): Biologisches Alter und koordinative Entwicklung in der Pubertät. Kassel: Gesamthochschulbibliothek.

SHARMA, K. D. (1994): Übungen zur Schulung koordinativer Fähigkeiten. In: SportPraxis 35, 2, 45-47.

SÖLL, W. (1977): Zum Problem der Entwicklung koordinativer Fähigkeiten. In: Sportunterricht 26, 92-95.

STARISCHKA, S. (1996): Trainierbarkeitsstudien mit Älteren – Methodologische Aspekte. In: DENK, H. (Hrsg.): Alterssport: aktuelle Forschungsergebnisse. Schorndorf: Verlag Karl Hofmann, 178-190.

STARISCHKA, S./HELLWING, W. (1991): Anwendungsaspekte sportwissenschaftlicher Forschung. Erlensee: SFT-Verlag.

STECHLING, S./SCHNEIDER-EBERZ, J. (1996): 1013 Spiel- und Übungsformen für Senioren. Schorndorf: Verlag Karl Hofmann.

TEIPEL, D. (1988): Altersbezogene Veränderungen koordinativer Fähigkeiten. In: BAUMANN, H. (Hrsg.): Älter werden – fit bleiben. Ahrensburg: Czwalina, 111-123.

TEIPEL, D. (1989): Diagnostik koordinativer Fähigkeiten. München: Profil.

TEIPEL, D. (1992): Veränderungen und Trainierbarkeit koordinativer Fähigkeiten In: BAUMANN, H. (Hrsg.): Altern und Körperliches Training. Bern u. a.: Huber, 39-58.

VILKNER, H.-J. (1978): Zur Vervollkommnung der motorischen Reaktionsfähigkeit in den Klassen 2 bis 6. In: Körpererziehung 28, 397-402.

WYDRA, G. (1996): Problemorientierte Diagnosestrategien im Sport mit Älteren. In: DENK, H. (Hrsg.): Alterssport: aktuelle Forschungsergebnisse. Schorndorf: Verlag Karl Hofmann, 78-93.

ZIGANEK-SOEHLKE, F. (1997): Ältere im Gleichgewicht – Sturzprophylaxe. In: SportPraxis 38, 6, 24-28.

ZIMMERMANN, K. (1982): Wesentliche koordinative Fähigkeiten für Sportspiele. In: Theorie und Praxis der Körperkultur 31, 439-443.

ZIMMERMANN, K. (1983): Zur Weiterentwicklung der Theorie der koordinativen Fähigkeiten. In: Wiss. Zeitschrift der DHFK 24, 3, 33-44.

ZIMMERMANN, K. (1987): Koordinative Fähigkeiten und Beweglichkeit. In: MEINEL, K./SCHNABEL, G.: Bewegungslehre – Sportmotorik. 8. Aufl. Berlin: Volk und Wissen, Volkseigener Verlag, 242-274.

Wir halten Sie fit...

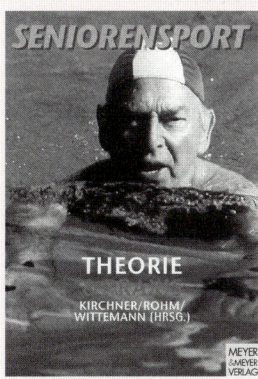

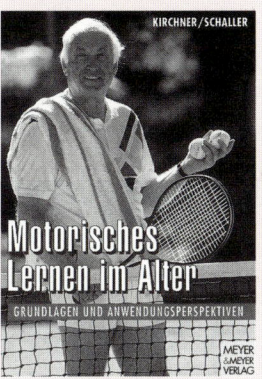

Gerhard Kirchner/
Anette Rohm/
Günter Wittemann (Hrsg.)
Seniorensport
Theorie und Praxis

Das Buch greift wesentliche Themen in Theorie und Praxis des Alterssports auf. Neben theoretischen Kenntnissen werden die praktischen Konsequenzen für den Lebensalltag älterer Menschen hinsichtlich des Bewegungsproblems behandelt.
Der Band ist durch eine Vielzahl von Zeichnungen zu allen Kapiteln anschaulich gestaltet und für die praktische Nutzung geeignet.

416 Seiten
zahlr. Zeichn. u. Tab.
Broschur, 14,8 x 21 cm
ISBN 3-89124-461-4
DM 39,80/SFr 37,-/ÖS 295,-

Gerhard Kirchner/
Hans-Jürgen Schaller
Motorisches Lernen im Alter
Grundlagen und Anwendungsperspektiven

Selbstständigkeit und Wohlbefinden älterer Menschen möglichst lange zu erhalten ist ein zentrales Anliegen der Gerontologie sowie der Sportwissenschaft. Die vorliegende Studie befasst sich deshalb mit der Altersmotorik, insbesondere mit dem motorischen Lernen im fortgeschrittenen Lebensalter. Grundlagenbezogene Erkenntnisse zur motorischen Potenz Älterer werden aufgezeigt.

200 Seiten
10 Fotos, 47 Abb., 25 Tab.
Broschur, 14,8 x 21 cm
ISBN 3-89124-379-0
DM 29,80/SFr 27,70/ÖS 218,-

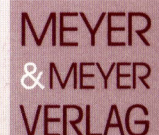

MEYER & MEYER Verlag | Von-Coels-Straße 390 | D-52080 Aachen | Fax 02 41/9 58 10-10

...mit Spielen, Spaß

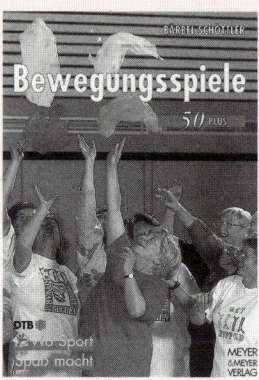

Wo Sport Spaß macht
Bärbel Schöttler
Bewegungsspiele 50 PLUS

Die Zielgruppe „50 PLUS" ist so heterogen wie kaum eine andere Altersgruppe und kann grob in vier Gruppen unterteilt werden: die leistungsstarken und leistungshungrigen Älteren; Fitgebliebene, die freizeit- und breitensportliche Schwerpunkte setzen; Neu- und Wiederbeginner des Sports im Alter; Hochbetagte und Behinderte, für die Spiele nur noch im Sitzen möglich sind. Das Buch bietet für diese vier Altersgruppen detaillierte Spielvorschläge.

160 Seiten
zahlreiche Fotos
Broschur, 14,8 x 21 cm
ISBN 3-89124-504-1
DM 29,80/SFr 27,70/ÖS 218,-

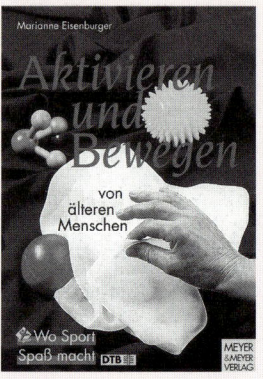

Wo Sport Spaß macht
Marianne Eisenburger
Aktivieren und Bewegen
von älteren Menschen

All denjenigen, die alte Menschen pflegen oder betreuen, ist dieses Buch gewidmet. Es zeigt auf, dass eine ganzheitliche Aktivierung und psychosoziale Betreuung hochbetagter und pflegebedürftiger Menschen abwechslungsreiche, anregende und heitere Förderstunden beinhaltet. Es liefert zudem eine Fülle von Anregungen für die Gestaltung von Gruppenstunden.

144 Seiten
34 Fotos
Broschur 14,8 x 21 cm
ISBN 3-89124-518-1
DM 24,80/SFr 23,-/ÖS 181,-

MEYER & MEYER VERLAG

MEYER & MEYER Verlag | Von-Coels-Straße 390 | D-52080 Aachen | Fax 02 41/9 58 10-10

und Bewegung!

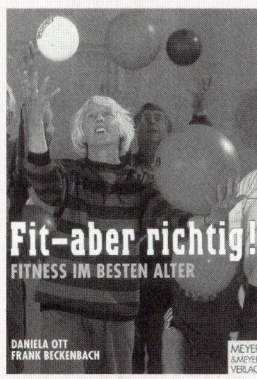

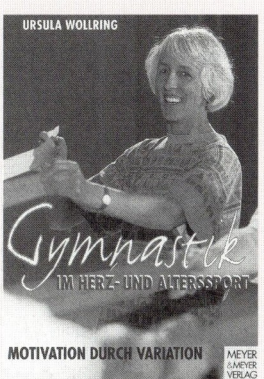

Daniela Ott/
Frank Beckenbach
Fit – aber richtig!
Fitness im besten Alter

Lesern zwischen 49 und 99 Jahren werden mit diesem Buch Anregung und Hilfestellung gegeben, sich bis ins hohe Alter fit zu halten. Einer scheinbar unvermeidbaren Leistungsverminderung im Alter soll entgegengewirkt werden. Durch gezieltes und altersgemäßes Training der Koordination, Kraft und Ausdauer mit und ohne Geräte können Übende sogar ein höheres Leistungsniveau erreichen.

152 Seiten
45 Tab., 35 Abb.
Broschur, 14,8 x 21 cm
ISBN 3-89124-380-4
DM 29,80/SFr 27,70/ÖS 218,-

Ursula Wollring
Gymnastik im Herz- und Alterssport
Motivation durch Variation

Die funktionelle Gymnastik spielt im präventiven wie auch im rehabilitativen Herzsport eine wesentliche Rolle. Ihre primäre Bedeutung liegt in der Erhaltung und Förderung der Körperfunktionen als Grundlage für weitere sportliche Betätigung. Dabei muss Funktionsgymnastik keineswegs langweilig sein, wie die Vielfalt an gymnastischen Übungen mit und ohne Geräte zeigt.

192 Seiten
45 Tab., 35 Abb.
Broschur, 14,8 x 21 cm
ISBN 3-89124-381-2
DM 29,80/SFr 27,70/ÖS 218,-

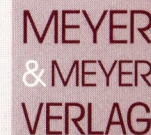

MEYER & MEYER Verlag | Von-Coels-Straße 390 | D-52080 Aachen | Fax 02 41/9 58 10-10

MEYER & MEYER VERLAG

„Bewegungskoordination"
ist nur einer von vielen Titeln in unserem umfangreichen Sportprogramm.

Das vielseitige Angebot des **Meyer & Meyer Verlages** umfasst eine breite Palette an Sportbüchern auf Deutsch und auf Englisch, u.a. zu folgenden Themen:

Aerobic ■ American Sports
Ausdauertraining & Fitness ■ Badminton
Behindertensport ■ Bewegungserziehung
Freizeitsport ■ Fußball ■ Gesundheit
Gymnastik ■ Kampfsport ■ Krafttraining
Laufsport ■ Leichtathletik ■ Radsport
Schwimmen & Wassersport ■ Seniorensport
Sportpädagogik ■ Turnen ■ Wintersport …
… und noch viele mehr!

Dazu veröffentlicht der **Meyer & Meyer Verlag** verschiedene nationale und internationale Fachzeitschriften sowie Sportvideos und wissenschaftliche Sportbücher.

Möchten Sie noch mehr Informationen über unseren Verlag oder zu weiteren Büchern?

Besuchen Sie uns online:
▶ www.meyer-meyer-sports.com

Gerne senden wir Ihnen auch unsere Kataloge zu.

Für Fragen und Bestellungen steht Ihnen unsere **Hotline** zur Verfügung.

▶ Wählen Sie einfach:
01 80 / 5 10 11 15
(0,24 DM pro Minute)

Wir freuen uns auf Ihren Anruf!

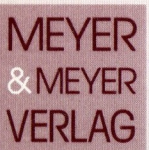

MEYER & MEYER Verlag | Von-Coels-Straße 390 | D-52080 Aachen | Fax 02 41 / 9 58 10-10